AF458582

PETITE BIBLIOTHÈQUE MÉDICALE

LA GYMNASTIQUE A LA MAISON

A LA CHAMBRE ET AU JARDIN

LIBRAIRIE J.-B. BAILLIÈRE ET FILS

DU MÊME AUTEUR

LA GYMNASTIQUE DES DEMOISELLES

1892, 1 vol. in-16, 160 pages avec 60 figures. . . . . 2 fr.

BOUVIER (H.), *Leçons cliniques sur les maladies chroniques de l'appareil locomoteur*, 1 vol. in-8 de VIII-532 p. . . . . . 7 fr.

BOYER (PIERRE), *De l'influence des exercices gymnastiques* sur l'accroissement du volume de la poitrine, in-8, 50 pages, avec 2 planches. . . . . 2 fr.

BRAUN, BROUWERS et DOCX, *Gymnastique scolaire* en Hollande, en Allemagne et dans tous les pays du Nord, suivie de l'état de l'enseignement de la Gymnastique en France. 1 volume in-8, 168 pages. 2 fr. 50

CHASSAIGNE, *De l'équitation*, au point de vue physiologique, hygiénique et thérapeutique, 1 vol. in-8, 117 p. . . . . 2 fr. 50

COLLINEAU, *L'hygiène à l'école*, pédagogie scientifique, 1 vol. in-16 de 314 p., avec 50 fig. *(Bibliothèque scientifique contemporaine)*. . . . . 3 fr. 50

— *La gymnastique*, notions physiologiques et pédagogiques. Applications hygiéniques et médicales. 1884, 1 vol. in-8 de 824 p., avec figures. . . . . 10 fr.

COUVREUR (E.), *Les exercices du corps*, le développement de la force et de l'adresse, étude scientifique, par E. COUVREUR. 1890. 1 vol. in-16 de 351 pages, avec 59 figures (*Bibl. scient. contemporaine*). 3 fr. 50

LEBLOND et BOUVIER, *La gymnastique et les exercices physiques*, par A. LEBLOND et H. BOUVIER, membre de l'Académie de médecine, 1888, 1 vol. in-16, avec 80 fig., cart. (*Bibl. des connaissances utiles*). 4 fr.

RIANT, *Le surmenage intellectuel* et les exercices physiques, 1 vol. in-16 de 312 pages (*Bibl. scient. contemp.*). . . . . 3 fr. 50

RIDER (C.), *Étude médicale sur l'équitation*, in-8. . . . 1 fr. 50

SAINT-GERMAIN (L.-A. DE), *Chirurgie orthopédique*. Thérapeutique des difformités congénitales ou acquises, par le Dr L.-A. de SAINT-GERMAIN, chirurgien de l'hôpital des Enfants malades. Paris, 1883, 1 volume in-8 de 651 pages, avec 129 figures. . . . . . 9 fr.

Lyon. — Imp. PITRAT AINÉ. A. Rey successeur, 4. rue Gentil. — 3194.

LA
GYMNASTIQUE A LA MAISON

A LA CHAMBRE ET AU JARDIN

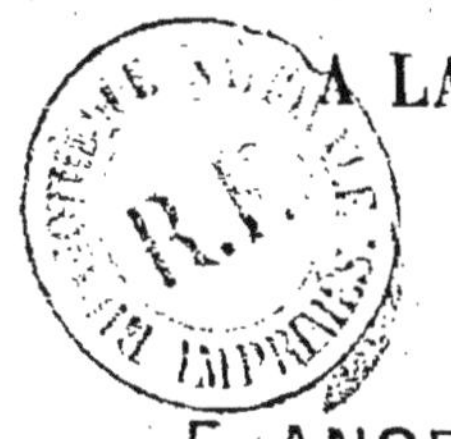

PAR

E. ANGERSTEIN ET G. ECKLER
DOCTEUR EN MÉDECINE — PROFESSEUR DE GYMNASTIQUE

AVEC 55 FIGURES

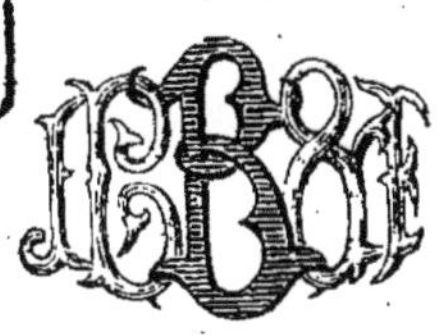

PARIS
LIBRAIRIE J.-B. BAILLIÈRE ET FILS
RUE HAUTEFEUILLE, 19, PRÈS DU BOULEVARD SAINT-GERMAIN

1892

PRÉFACE

La *Gymnastique à la maison* que nous offrons au public est destinée aux gens du monde. Elle ne renferme donc que des exercices qui peuvent être facilement compris à l'aide de descriptions et de figures.

Presque tous ces exercices peuvent être exécutés sans instruments spéciaux; nous n'avons admis que l'emploi des *haltères* et des *bâtons*.

Les exercices de la gymnastique de chambre ont avant tout pour but de conserver et d'affermir la santé, de la garantir contre l'invasion des maladies; mais ils peuvent aussi, dans un grand nombre de cas, améliorer et guérir divers états morbides, tels que la faiblesse des organes respiratoires, les engorgements abdominaux, l'obésité, etc. Toutes les fois, pourtant, que l'on se trouvera en présence d'un trouble sérieux de la santé, on devra, avant d'avoir recours aux exercices de la gymnastique de chambre, consulter un médecin.

Nous avons eu soin, en composant cet ouvrage, de consulter les travaux qui ont précédé le nôtre, particulièrement les *Exercices des haltères*, de Ernest Eiselen, et la *Gymnastique médicale de chambre*, du docteur Schreber; mais, au point de vue du nombre des exercices et sous d'autres rapports encore, notre livre a beaucoup plus d'étendue que celui de Schreber et autres ouvrages du même genre.

Les figures sont la reproduction de photographies faites spécialement pour ce livre et constituent donc des images fidèles d'exercices réellement exécutés.

Nous devons adresser tous nos remercîments à M. le Dr Jules Alquier, qui a bien voulu nous prêter son précieux concours pour la publication de cette édition française.

E. ANGERSTEIN ET G. ECKLER.

LA GYMNASTIQUE A LA MAISON

A LA CHAMBRE ET AU JARDIN

CHAPITRE PREMIER

LA GYMNASTIQUE A LA MAISON

I. Utilité de la Gymnastique de chambre.

Mens sana in corpore sano, « ce n'est que dans un corps sain que peut habiter une âme saine », vieil adage dont la vérité n'a jamais été démentie. L'homme ne peut arriver à son développement complet, à une santé parfaite, qu'en exerçant régulièrement ses diverses facultés, de façon à les diriger vers un fonctionnement harmonique de son organisme. Toute force se développe, s'accroît, s'améliore, par l'activité et l'exercice ; une force, au contraire, qui n'est pas exercée, s'affaiblit et finit par disparaître.

Dans les conditions simples, primitives, de la vie, les nécessités de l'existence donnent lieu à un certain équilibre dans l'exercice des forces du corps et de l'âme. Les peuples pasteurs et agriculteurs ne sont exposés ni aux fréquentes émotions ni aux efforts épuisants de l'esprit, et leurs forces corporelles trouvent dans la diversité de leurs travaux une occasion suffisante de s'exercer.

Il en est tout autrement des travaux d'un ouvrier, obligé de produire le plus facilement, le plus vite et le meilleur marché possible, et de développer ainsi au plus haut degré une aptitude corporelle spéciale, d'autant plus spéciale que la division du travail s'étend davantage. L'ouvrier doit donc avoir soin dans son travail de restreindre la dépense de ses forces corporelles et de limiter le nombre de ses organes actifs, afin de pouvoir travailler plus longtemps et d'éviter autant que possible l'excitation que le fonctionnement énergique d'une partie de ses muscles produit nécessairement sur l'ensemble de l'organisme, afin d'éviter particulièrement l'exagération de l'activité cardiaque et pulmonaire, de l'activité des organes digestifs, car cette augmentation de dépense des forces engendre une fatigue plus rapide, sans que le travail à fournir y gagne le moins du monde. L'excitation du cœur et des poumons a, au contraire, pour résultat de produire un échauffement préjudiciable au travail; l'augmentation de la faim et de la soif a un effet contraire à l'économie, et la satisfaction trop fréquente de ces deux sensations constitue aussi une cause de trouble pour le travail. Mais si une grande partie des forces de l'ouvrier doit rester à l'état de repos, s'il est obligé, pour pouvoir travailler plus longtemps et avec plus d'attention, d'éviter l'excitation de l'ensemble de l'organisme, particulièrement l'excitation de la respiration et de la circulation, si importantes pour la santé, il résultera évidemment de ce défaut d'exercice un trouble des forces restées inactives ou insuffisamment exercées. Le travail professionnel de l'ouvrier, précisément parce qu'il est spécial, n'est donc jamais favorable au développement physiologique de l'ensemble de l'organisme, et il agit d'une manière d'autant plus défavorable qu'il est plus spécial, c'est-à-dire qu'il s'exerce dans des limites plus étroites.

Que l'on considère en outre, et c'est bien souvent le cas dans les conditions sociales à notre époque, que les occupations d'un marchand, d'un industriel, exigent une prompte activité intellectuelle, une attention des plus soutenues, et provoquent parfois de rudes émotions; que les fonctions d'un employé entraînent souvent une activité épuisante; que celui qui s'adonne aux études scientifiques soumet sa pensée à des travaux excessifs; et l'on verra que, dans ces cas, pendant que les facultés intellectuelles s'exercent avec une activité exagérée, les forces du corps restent plus ou moins inactives. La vie organique languit et s'altère quand on néglige le corps, et cette langueur étend peu à peu ses ombres sur la vie de l'âme et sur l'activité de la pensée. Le défaut d'activité musculaire, la vie sédentaire, résultat des occupations journalières, déterminent aussi à un haut degré, par suite d'une stimulation insuffisante, un affaiblissement de l'activité du cœur ainsi que des organes respiratoires et digestifs. De là, comme conséquences immédiates, la pauvreté du sang, des troubles de la respiration, le retard des évacuations intestinales, des stases sanguines dans les vaisseaux du bas-ventre (hémorroïdes). Ces troubles exercent à leur tour une influence extrêmement fâcheuse sur le système nerveux; il se manifeste un état très accentué de faiblesse nerveuse, des troubles psychiques (hypocondrie, mélancolie), qui détruisent toute ardeur, toute joie, et qui mettent l'individu dans l'impuissance de jouir de la vie et de s'adonner à une activité profitable.

C'est ici que s'impose, encore plus que chez l'ouvrier adonné à un travail spécial, la nécessité de soigner le corps, pour éviter le dépérissement de l'individu tout entier. Or ce résultat, ce rétablissement de l'harmonie de toutes les forces de l'être humain, principe et condition de toute santé, de toute activité, peut être obtenu au moyen d'*exercices appropriés*. Parmi ces exercices on a conseillé la promenade, les voyages, l'ascension des montagnes [1], l'équitation, l'exercice consistant à fendre et à scier du bois, et bien d'autres encore. Mais la promenade n'exerce que quelques groupes musculaires, et, si l'on veut qu'elle agisse d'une manière tant soit peu efficace, il faut lui sacrifier beaucoup de temps; il en est de même de l'équitation. Les voyages, les excursions dans les montagnes, qui produisent une action très stimulante et rafraîchissante, ne peuvent que rarement, et pour peu de temps d'ailleurs, être entrepris par les personnes occupées; il ne reste donc, comme exercice exigeant peu de temps, peu coûteux et pouvant partout être mis en usage, que l'emploi d'une *gymnastique méthodique*, laquelle d'ailleurs a sur les autres exercices corporels l'avantage de mettre en jeu tous les muscles, de convenir à toutes les conditions et de pouvoir être exactement mesurée et contrôlée dans ses effets.

Les exercices méthodiques du corps ont été très en usage chez les anciens Grecs et au moyen âge. La gymnastique grecque employait les exercices de la course, du saut et de la lutte, le jet du disque et de l'épieu, avec des formes méthodiques très diverses, et dans le but de favoriser, chez les jeunes gens, le développement du corps, de le rendre sain, vigoureux et agile; à la fin du moyen âge aussi, ces exercices ont été employés dans le but de conserver aussi longtemps que possible l'ardeur juvénile.

[1] Dans ces derniers temps on a beaucoup employé, suivant les conseils de Œrtels, dans les cas de troubles circulatoires et d'obésité existant en même temps, ce qu'on a appelé les *cures de terrain;* mais les cas d'une certaine gravité ne peuvent être soumis à ce traitement qu'avec circonspection, car les efforts ne sont pas soumis à un contrôle suffisant, même quand la longueur et la montée des routes sont schématiquement représentées.

Les anciens médecins, Hippocrate, Galien, Antyllus, se faisaient une idée très nette des effets diététiques de leur gymnastique en général et des effets particuliers produits par chacun de leurs exercices. Ils les recommandaient donc contre divers états morbides : contre l'obésité, par exemple, ils conseillaient la lutte et le jeu du korykos, sorte de grosse balle lourde, qu'on lançait au plafond d'une chambre; pour favoriser le développement des organes respiratoires, ils conseillaient la marche, la course, les exercices de la voix (déclamation et chant); pour stimuler agréablement l'organisme, sans le fatiguer, et pour donner au corps de l'agilité, ils conseillaient le jeu de la petite balle, qui avait l'avantage de nécessiter des mouvements rapides et variés.

Lorsque, au moyen âge, à l'époque de la Renaissance, les langues anciennes, les arts, les sciences de l'antiquité, commencèrent, après une longue nuit intellectuelle, à briller comme des phares lumineux aux yeux des érudits, l'ancienne gymnastique fut aussi exhumée des débris de l'antiquité et recommença à être employée dans le but d'obtenir des résultats diététiques et thérapeutiques déterminés.

C'est alors que Hieronymus Mercurialis[1] publia, en 1569, à Venise, la première édition de son ouvrage *De Arte Gymnastica*, ouvrage très savant, orné de nombreuses gravures, et qui, dit l'auteur, ne s'adresse pas seulement aux médecins, mais encore à toute personne qu'intéressent l'étude des choses anciennes et l'art de conserver la santé.

[1] Hieronymus Mercurialis, né en 1530, à Forli, étudia la médecine à Padoue et fut professeur de médecine successivement à Padoue, à Bologne et à Pise. Il fut un des plus grands médecins et un des plus féconds écrivains scientifiques de son temps. L'empereur Maximilien II, qu'il avait guéri d'une maladie grave, l'honora du titre de *comes* et *eques auratus*.

A notre époque, il s'est fondé dans tous les pays civilisés des sociétés de gymnastique, qui ont pris à tâche de répandre le goût des exercices méthodiques du corps. La gymnastique a pénétré aussi dans les écoles de l'un et l'autre sexe. Le développement physique de la jeunesse est considéré aujourd'hui comme un objet important de l'éducation.

On considère comme avantageux de se livrer plusieurs ensemble aux exercices gymnastiques. On ne peut nier, en effet, que la gymnastique pratiquée en communauté avec d'autres personnes ne présente l'avantage d'entretenir la bonne humeur, de stimuler le corps et l'esprit et de rendre par suite plus profitables les exercices eux-mêmes.

Mais il est bien des circonstances qui empêchent l'ouvrier très occupé, le marchand, l'employé, le savant, de prendre part régulièrement aux travaux d'une société de gymnastique; ou bien encore c'est une personne âgée, faible, valétudinaire, ou une personne habituée à une vie retirée, qui hésitent à se mêler aux bruyants ébats d'une jeunesse vigoureuse.

Les femmes d'un âge mûr, auxquelles pourtant un exercice méthodique serait si utile pour l'entretien de leur force et de leur santé, ne peuvent guère non plus prendre part à ces exercices faits en commun.

Les enfants qui ne fréquentent pas les écoles sont aussi privés de l'avantage de participer aux exercices gymnastiques qui s'y pratiquent[1], et il arrive souvent aussi qu'ils

[1] Voyez Leblond et Bouvier, *La Gymnastique et les exercices physiques*, Paris, 1888, 1 vol. in-18 j. avec fig. — Braun, Brouwers et Docx, *Gymnastique scolaire*, Paris, 1874. in-8. — Couvreur, *Les Exercices du corps et le développement de la force et de l'adresse*, Paris, 1890. — Collineau, *La Gymnastique*, Paris, 1884.

ne sont pas en situation de faire partie d'autres sociétés de gymnastique régulièrement constituées.

Dans tous les cas de ce genre, une gymnastique méthodique pratiquée chez soi offre des avantages, qui, sans remplacer complètement ceux d'exercices réguliers faits en société, sont pourtant capables d'éviter les inconvénients qui résultent d'une négligence complète des exercices du corps.

II. Effets produits par les exercices du corps.

La base du corps humain est constituée par une *charpente osseuse*, qui sert de soutien aux parties molles et qui, dans certains cas, fournissant des parois solides aux cavités du corps (boîte crânienne, cage thoracique), protège les organes qui y sont enfermés. Les os forment en même temps des leviers, sur lesquels agissent les muscles pour produire les divers mouvements du corps. Autour de la charpente osseuse sont disposés les muscles, ces masses de chair rouge, qui représentent tantôt des cordes plus ou moins épaisses, tantôt des lames plus ou moins larges, et qui jouissent de la propriété de se contracter, de se raccourcir, sous l'influence de l'excitation d'un nerf. Cette contraction des muscles agit sur les os, auxquels les muscles sont attachés, de sorte que les os, unis l'un à l'autre par des articulations mobiles, subissent des modifications dans leur situation réciproque. Les muscles sont donc les organes importants des mouvements.

La nutrition de toutes les parties du corps se fait au moyen du sang, qui, poussé par les contractions du cœur, circule à travers tout l'organisme dans des tubes membraneux (vaisseaux sanguins). Circulant ainsi dans les vaisseaux partis du cœur (artères), le sang arrive aux divers organes, puis à travers les minces parois des plus fines ramifications vasculaires : il laisse transsuder les éléments nutritifs qui pénètrent dans les tissus environnants, en même temps qu'il reçoit de ces tissus les éléments qui, ayant subi certaines modifications chimiques, sont devenus impropres à la nutrition. Ce sang, ainsi modifié, devenu, par suite des phénomènes chimiques qui se sont accomplis dans l'intimité des tissus, plus pauvre en oxygène et plus riche en acide carbonique, circule alors dans les veines, qui le ramènent au cœur (grande circulation). D'autre part, le sang, circulant à travers certaines artères, se rend du cœur aux poumons, lesquels par leur fonctionnement (respiration) le régénèrent en lui fournissant de l'oygène nouveau, en même temps qu'ils le débarrassent de l'excès d'acide carbonique qu'il contenait. Ainsi revivifié par l'oxygène qu'il vient de recevoir, et purifié par l'élimination de l'acide carbonique, le sang circule dans des vaisseaux veineux qui le ramènent des poumons au cœur (petite circulation ou circulation pulmonaire), d'où il est lancé de nouveau dans la grande circulation.

Les divers éléments du sang (eau, albumine, fibrine, corps gras, sels) constituent les matériaux qui servent à former tous les tissus de l'organisme. C'est le fonctionnement des organes digestifs qui fournit au sang les premiers éléments de sa reconstitution : ces organes digestifs font subir aux substances alimentaires qu'elles reçoivent de l'extérieur des modifications telles, que ces substances deviennent aptes à être assimilées et à se transformer en éléments organiques ; ces substances, ainsi modifiées par la digestion, sont absorbées par les vaisseaux lymphatiques, d'où elles passent dans le torrent veineux de la grande circulation.

Tout corps vivant est le siège d'une transformation incessante de ses éléments chimiques. Plus un organe travaille, plus les transformations chimiques s'y produisent avec activité ; les éléments nutritifs s'y épuisant alors plus rapidement, il faut qu'ils soient plus rapidement remplacés, et que la nutrition et la respiration fournissent à l'organisme de nouveaux matériaux en quantité suffisante. C'est dans cet échange incessant et plus ou moins actif d'éléments éliminés et d'éléments absorbés que l'organe trouve les conditions les plus favorables à son fonctionnement et à son développement.

Or, les muscles formant la plus grande partie des masses molles du corps, on comprend qu'un fonctionnement actif, régulier et méthodique de ces organes doit avoir une grande importance. Par suite de cette activité, méthodiquement dirigée, le muscle se développe mieux, devient plus fort, capable de se contracter plus énergiquement et plus longtemps ; il fonctionne aussi avec plus de précision et, les mouvements d'ensemble résultant du fonctionnement de plusieurs groupes musculaires s'exécutant avec plus d'assurance, le corps gagne en adresse et en grâce.

En même temps, cette activité musculaire produit des effets avantageux sur l'ensemble de l'organisme : cette masse considérable de tissu musculaire, soumise à un exercice actif, a besoin, pour se nourrir, d'une grande quantité de sang, d'où il résulte que la circulation s'accélère, que la respiration et la digestion se font plus énergiquement, que les échanges chimiques deviennent plus actifs et que la température du corps s'élève. Chacun sait par sa propre expérience que, à la suite de vifs mouvements, le cœur bat plus rapidement et plus énergiquement, que le pouls devient plus accéléré, que les mouvements respiratoires deviennent plus amples, que les joues se colorent, que la chaleur intérieure s'accroît et enfin que l'appétit augmente. Si alors on fournit au corps une alimentation proportionnée à ses besoins, les organes ainsi stimulés sauront tirer des matériaux alimentaires qui leur sont fournis le meilleur parti possible. C'est ainsi qu'un exercice méthodique des muscles, aura pour résultat de rendre la santé meilleure; les troubles de l'hématose (chloro-anémie), les stases dans la circulation sanguine, particulièrement dans le système de la veine-porte (hémorroïdes), les engorgements du foie, la constipation, les troubles digestifs, et maintes autres incommodités diminueront et pourront marcher peu à peu vers la guérison.

Il faut encore remarquer que l'exercice de certains groupes musculaires peut produire, en dehors de ses effets généraux, des effets particuliers sur certaines parties de l'organisme et sur leur fonctionnement. Ainsi les muscles qui entourent la cage thoracique, et qui, s'insérant sur cette cage par une de leurs extrémités, se fixent aux bras par leur autre extrémité, concourent à la respiration, et en favorisent le fonctionnement, en acquérant eux-mêmes plus de force. En fonctionnant plus activement, ils favorisent en effet la dilatation de la cage thoracique dans l'inspiration et rendent par suite les inspirations plus énergiques. Leur exercice régulier, en même temps qu'il active la respiration, a encore pour conséquence d'améliorer l'hématose, d'activer les échanges organiques et d'accélérer l'élimination des éléments usés des tissus. De même les masses musculaires, qui limitent en avant et sur les côtés la cavité abdominale, favorisent directement, par leurs contractions, le mouvement des matières intestinales ainsi que la circulation du sang dans les vaisseaux du bas-ventre, de sorte qu'un exercice régulier de ces muscles agit favorablement dans la plupart des affections chroniques de l'abdomen.

A la tête de tous les appareils organiques se trouve le *système nerveux*, qui excite et dirige toutes les fonctions du corps, et qui préside en même temps aux opérations intellectuelles. Le système nerveux est composé de parties centrales et de parties périphériques; les parties centrales sont : le cerveau, logé dans la cavité crânienne, et la moelle épinière, contenue dans le canal vertébral ; les parties périphériques sont constituées par les nerfs, qui, sous forme de cordons ou de fils, se ramifient à la manière des rameaux d'un arbre et vont se répandre dans le corps. Les parties centrales sont la source de toute activité organique, les nerfs ne sont que des organes conducteurs. Parmi les nerfs, les uns (nerfs sensitifs), à l'aide des organes des sens (œil, oreille, organes de l'odorat, du goût, du toucher), reçoivent les excitations du monde extérieur (impressions lumineuses, sonores, chimiques ou mécaniques), et les transmettent aux parties centrales, qu'ils excitent ainsi à réagir ; les autres (nerfs moteurs), reçoivent des parties centrales une excitation, qu'ils transmettent aux divers organes du corps, pour les provoquer à des actes déterminés.

Si donc, par un exercice régulier des muscles du corps, l'organisme se trouve dans un état florissant, il est évident que le système nerveux, ce stimulateur et ce régulateur de l'organisme, on éprouvera une influence bienfaisante. Car le système nerveux travaille et se régénère constamment à condition que l'ensemble de l'organisme, dont il est une partie, se trouve dans un état de nutrition convenable. Parmi les heureux résultats de cet état favorable produit par les exercices corporels se présente un sommeil sain, paisible et fortifiant, qui à son tour exerce une action bienfaisante sur la vie du corps et de l'esprit.

Les nerfs moteurs, qui provoquent par leur excitation les contractions musculaires, reçoivent aussi directement de l'exercice des muscles une aptitude à mieux fonctionner, car l'activité d'un muscle de même que les mouvements coordonnés de plusieurs muscles ou de plusieurs groupes musculaires dépendent en somme d'une excitation nerveuse, de sorte que l'exercice des muscles est, à proprement parler, plutôt un exercice nerveux qu'un exercice musculaire. L'amélioration de l'activité d'une partie du système nerveux exerce indirectement une action favorable sur les autres parties de ce système, de sorte qu'une influence avantageuse s'exerçant sur les nerfs moteurs des muscles retentit sur les sphères sensibles du système nerveux, et c'est ainsi qu'on voit un état d'irritabilité ou de faiblesse nerveuse diminuer ou disparaître.

Un système nerveux sain est assurément un terrain favorable au développement normal de l'esprit et de l'âme, et la gymnastique, en créant des conditions avantageuses au développement d'un système nerveux sain, exerce aussi une influence bienfaisante sur l'esprit en général et peut, dans un grand nombre d'altérations psychiques, telles que l'hyponcondrie et la mélancolie, donner lieu à une action curative.

Ajoutez à cela que certaines qualités psychiques précieuses peuvent être les conséquenses presque directes des exercices gymnastiques. Par exemple l'énergie de la volonté et la constance, que nécessite la pratique régulière des contractions musculaires, se développent de plus en plus et finissent par passer dans le caractère de l'individu; l'attention soutenue, la volonté rapide, qui règlent les mouvements et les combinent dans un ensemble harmonieux, prennent un développement considérable et font naître la qualité de saisir rapidement par l'esprit les situations nouvelles, de réagir promptement contre les excitations reçues, font naître, en d'autres termes, la hardiesse, la fermeté, la présence d'esprit.

III. Règles pour la pratique de la gymnastique de chambre.

La gymnastique chez soi n'a nullement la prétention d'amener la guérison des états morbides d'une certaine gravité. Elle n'est donc pas une gymnastique curative dans le sens restreint du mot ; elle est plutôt diététique, c'est-à-dire qu'elle a pour but d'entretenir la santé, de développer les forces ; mais elle peut aussi être employée avec avantage dans un grand nombre d'affections, telles que celles qui sont signalées plus loin [1]. Là où ces affections se présentent avec un certain caractère de gravité, il est bon, avant d'avoir recours à la gymnastique, de prendre l'avis d'un médecin.

Pour les raisons déjà données, nous mettons en usage principalement les *exercices libres de la gymnastique*, exercices pouvant être exécutés en tout lieu sans aucun préparatif ; nous employons aussi les exercices exécutés avec certains instruments, qu'on peut se procurer facilement, tels que *bâtons de bois* [2], *haltères en fer* [3], et

[1] Voy. chapitre V, *La gymnastique de chambre chez les personnes malades.*

[2] Les bâtons de bois doivent avoir une longueur égale à la hauteur des épaules de l'exécutant, et leur épaisseur doit être de 2 à 3 centimètres. A l'occasion on peut se servir d'un manche à balai ou de tout autre instrument du même genre.

[3] On a de la tendance à choisir des haltères trop lourds. Les enfants jusqu'à l'âge de sept à huit ans ne doivent qu'exceptionnellement s'exercer avec des haltères, et seulement dans les cas qui sont spécifiés dans les chapitres III et V de ce livre ; le poids de chaque haltère ne doit pas alors dépasser 1 kilogramme. Les jeunes filles et les femmes doivent se contenter d'haltères de 1 kilogramme à 1 kilogramme et demi ; les garçons de douze à treize ans peuvent se servir d'haltères de 1 kilogramme et demi à 2 kilogrammes ; quant aux jeunes gens et aux hommes, des haltères de 2 kilogrammes

enfin les exercices exécutés à l'aide d'une chaise ou d'une table, qu'on trouve dans toute habitation. Les effets d'un grand nombre d'exercices libres peuvent être considérablement augmentés en exécutant ces exercices à l'aide d'haltères.

Ces exercices peuvent être exécutés par toute personne intelligente sans l'aide de personne, en mettant simplement à profit les préceptes donnés dans ce livre et en imitant exactement le poses et les mouvements représentés par les figures.

C'est à dessein que nous excluons de la pratique de la gymnastique chez soi les mouvements doublés ou résistants, que l'on emploie souvent avec avantage dans certains états morbides, ainsi que les mouvements passifs de la gymnastiqne curative suédoise, de même d'ailleurs que le massage, parce que ces exercices, quand ils ne sont pas exécutés d'une manière parfaitement correcte sous la direction d'un médecin expert dans la gymnastique curative, ne présentent que peu d'utilité et peuvent même être plutôt nuisibles qu'avantageux ; d'ailleurs l'exécution correcte de ces exercices exige le concours d'un maître instruit dans l'art de la gymnastique[1]. Le concours d'un ami ou d'un serviteur serait absolument insuffisant. Pour la gymnastique chez soi, peu de personnes pourraient trouver des aides suffisamment capables, et beaucoup devraient renoncer au concours d'aides insuffisamment instruits.

à 2 kilogrammes et demi leur suffisent parfaitement. Les personnes très vigoureuses peuvent s'exercer avec des haltères de 3 kilogrammes.

[1] Le Dr Angerstein, qui a été pendant plusieurs années assistant dans l'établissement de gymnastique médicale du Dr Alb. Neumann, plus tard dans l'établissement de Eulemburg à Berlin, a eu souvent l'occasion de faire l'observation ci-dessus.

Les exercices de la gymnastique chez soi doivent, pour produire des effets réellement avantageux, être pratiqués avec une *régularité* absolue. Il faut s'y livrer *tous les jours*.

Leur durée quotidienne doit, chez les jeunes enfants et chez les personnes faibles, être environ d'une demi-heure; chez les personnes vigoureuses et exercées cette durée peut aller jusqu'à une heure. Les personnes faibles, qui veulent obtenir de la gymnastique chez soi des effets aussi marqués que possible, peuvent s'y livrer deux fois par jour, chaque fois une demi-heure.

La pratique de la gymnastique chez soi doit être continuée pendant longtemps avec une *persévérance* régulière; elle doit, en quelque sorte, devenir une véritable habitude de tous les jours. Celui qui, au bout de quelques semaines d'exercice, s'impatiente de ne pas voir arriver les résultats désirés, se fait illusion.

Ces exercices, convenablement choisis suivant les principes exposés plus loin[1], s'adressent à toutes les personnes, quels que soient leur âge ou leur sexe. Mais ils doivent être proscrits dans les cas de maladies aiguës fébriles, dans les cas d'inflammations[2], ainsi que chez les femmes durant la grossesse et quand la menstruation est trop abondante ou accompagnée d'accidents[3].

Les divers mouvements doivent être exécutés avec *attention* et avec *énergie*, exactement dans les formes prescrites, et ils doivent être répétés un nombre de fois déterminé. Ce nombre devra varier suivant la force de l'exécutant, et il devra augmenter peu à peu à mesure que

[1] Voy. chapitre III.
[2] Voy. chapitre V.
[3] Voy. Angerstein et Eckler, *la Gymnastique des Demoiselles*. Paris, 1892.

s'accroîtra cette force. Les limites de ces nombres sont indiquées pour chaque exercice[1].

A la fin de chaque exercice, l'exécutant devra faire une courte pause, pendant laquelle il respirera *paisiblement* et *profondément*. Ce genre de mouvements respiratoires (inspiration et expiration pleines, égales et aussi profondes que possible) est très utile à la santé, notamment pendant les promenades, et seconde beaucoup l'action bienfaisante de la gymnastique chez soi.

Avant de passer à un second exercice, il faut avoir soin d'attendre que l'accélération des battements du cœur et des mouvements respiratoires, provoquée par l'exercice précédent, se soit calmée.

Chaque exercice quotidien doit amener un sentiment de fatigue modéré, agréable, jamais de la prostration ou de l'épuisement. Chaque séance doit commencer par des exercices qui n'exigent que de légers efforts; puis viennent des mouvements plus actifs, plus puissants; et à la fin de la séance, des mouvements plus tranquilles. Ce n'est que petit à petit que l'on doit augmenter la difficulté des exercices, et cette observation s'adresse surtout aux personnes faibles. L'âge avancé ne s'accommode en général que d'exercices tranquilles; chez les jeunes enfants, les mouvements devront être doux; chez les jeunes gens et les hommes vigoureux, ils devront être exécutés avec raideur et énergie.

Si, chez une personne, il survient, à la suite de ces exercices, des vertiges, des douleurs dans la poitrine, dans les régions inguinales, ou toute autre incommodité, on devra interrompre les séances et consulter un médecin. Les légères douleurs musculaires, qui se manifestent, dans les premiers temps, chez les personnes non exercées, sont

1. V. chapitres IV et VI.

insignifiantes et ne nécessitent nullement la suspension des séances.

Il convient que, pendant l'exécution des exercices, les organes digestifs soient, autant que possible, à l'état de vacuité. Les *heures du jour* les plus favorables pour se livrer à la gymnastique sont donc celles qui *précèdent* les repas. On devrait choisir de préférence le matin, avant le déjeuner ou avant le dîner; mais on peut aussi admettre l'heure qui précède le repas du soir. Entre l'exercice et le repas il faut ménager un temps de pause, afin que l'excitation produite par les mouvements ait eu le temps de disparaître et que l'organisme soit revenu au repos. On pourrait aussi se livrer à ces exercices à une heure avancée de la soirée, particulièrement quand on a en vue d'en obtenir un bon sommeil [1]. Mais dans ce cas les mouvements ne doivent pas être trop excitants, et ici encore il faut un intervalle entre l'exercice et le moment où l'on se met au lit.

Il est bon que les organes du bas-ventre soient à l'état de vacuité pendant les séances gymnastiques; on ferait donc bien de ne s'y livrer, autant que possible, qu'après avoir évacué le contenu de l'intestin et de la vessie.

Il est très avantageux de se livrer à ces exercices *en plein air*, par un beau temps, et, si c'est possible, dans un jardin, parce que les mouvements respiratoires stimulés par l'exercice produisent, quand ils s'exécutent dans un air frais et pur, une heureuse influence sur la santé.

Quand le temps est mauvais, surtout quand souffle un vent piquant de l'est ou du nord, ou encore quand on ne peut trouver en plein air un endroit convenable, on devra

[1] Voyez C. J. Tissot, *Gymnastique médicale et chirurgicale ou Essai sur l'utilité du mouvement et des différents exercices du corps dans la cure des maladies*, Paris, 1780.

faire ses exercices dans une *chambre aérée*, non humide, sans poussière ni fumée. Les fenêtres en seront laissées ouvertes, même quand le temps est mauvais, pourvu que les courants d'air ne soient pas trop violents.

Le *vêtement* de l'exécutant doit être *commode* et laisser libres tous les mouvements du corps. Toute gêne produite par un vêtement incommode, surtout si elle se produit au cou, à la poitrine ou au ventre, a une action tout à fait fâcheuse dans ces exercices. Les femmes devront éviter les corsets, les robes serrées au-dessus des hanches, les jarretières étroites, non élastiques ; les hommes s'abstiendront de cravates trop étroites, de ceintures qui leur serrent trop la taille. Quant aux chaussures, on les choisira commodes, ne comprimant pas les orteils, à talons larges et bas.

CHAPITRE II

LES EXERCICES DE LA GYMNASTIQUE DE CHAMBRE

I. Positions.

En commençant les exercices, on se met dans la *position fondamentale*. C'est dans cette position que les exercices sont exécutés, à moins qu'il ne soit indiqué de prendre d'autres positions particulières.

Dans la *position fondamentale*, les talons sont rapprochés l'un de l'autre, la pointe des pieds est dirigée en dehors de telle façon que les pieds forment presque un angle droit ; les jambes sont étendues, le tronc et la tête droits, les épaules un peu renversées, la poitrine saillante. Les bras pendent naturellement aux côtés du corps, les doigts sont légèrement fléchis et rapprochés l'un de l'autre, les pouces dirigés en avant.

Quand les pieds, pivotant sur les talons, la pointe légèrement élevée, tournent en dedans, de telle façon que leurs bords internes viennent à se toucher, la position qui en résulte prend le nom de *position de rapprochement* (voy. fig. 3.).

Quand un pied se porte directement ou obliquement en avant, en arrière ou sur le côté, la position qui en résulte s'appelle *position de locomotion* (voy. fig. 6 et 27).

Si la jambe droite exécute un mouvement latéral à droite, puis la jambe gauche un mouvement latéral à gauche, on a alors la *position de latéralité* (voy. fig. 24).

Dans un grand nombre d'exercices, les *mains sont appuyées sur les hanches*, de telle façon que les pouces soient dirigés en arrière et que les autres doigts, rapprochés l'un de l'autre, soient dirigés en avant. La paume des mains appuie dans toute son étendue et les coudes se trouvent dans la direction des épaules (voy. fig. 24 et 25).

II. Mouvements de la tête (exercices du cou).

Les mouvements de la tête doivent *tous* être exécutés avec *douceur* et *uniformité*, jamais avec brusquerie.

1. Rotation de la tête. — La tête, tenue verticalement, tourne alternativement à droite et à gauche, sur son axe longitudinal, de façon à regarder tantôt l'épaule gauche, tantôt l'épaule droite (fig, 1).

Il faut éviter, dans cet exercice, de fléchir la tête et de mouvoir les épaules.

2. Flexion de la tête. — *a) En avant et en arrière*, — La tête, sans contorsion, sans secousse, par un mouvement uniforme et continu, se fléchit en avant, jusqu'à ce que le menton vienne toucher aussi facilement que possible la poitrine.

Après être restée un moment dans cet état de flexion, la tête revient à sa position verticale primitive.

La flexion en arrière se fait de la même façon. La partie supérieure du corps et particulièrement les épaules doivent rester en repos, ne doivent pas prendre part à ce mouvement.

b) Latéralement à gauche et à droite. — La tête se fléchit exactement dans la direction indiquée, sans rotation, sans que l'épaule opposée s'élève, sans que l'épaule du même côté s'abaisse (fig. 2).

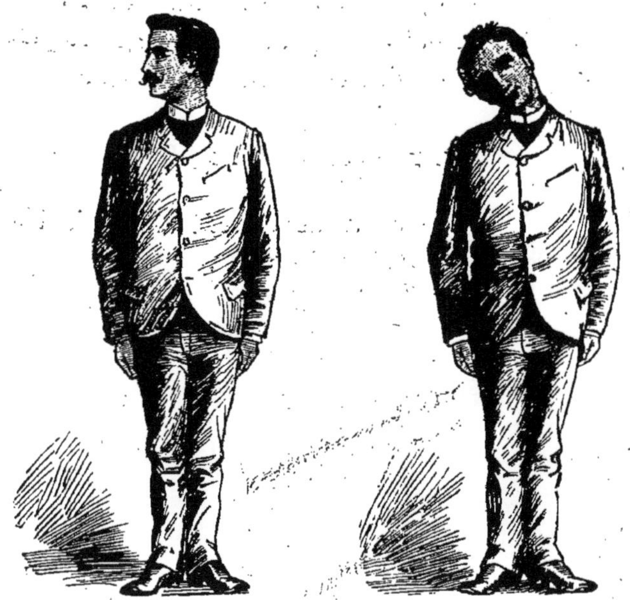

Fig. 1. — Rotation de la tête. Fig. 2. — Flexion de la tête.

3. Circumduction de la tête. — On fléchit la tête en avant, et puis, sans la ramener dans la position verticale, on la porte, par un mouvement uniforme, latéralement à gauche, puis en arrière, puis latéralement à droite (ou inversement, en commençant par la droite), puis encore en avant, etc. La face, dans cet exercice, conserve sa direction en avant.

Ces mouvements de la tête ont pour effet d'exercer et de fortifier les muscles du cou et de la nuque. Ils sont donc rationnellement indiqués dans les cas où ces muscles sont *faibles* ou *paralysés*[1], dans le cas de maintien

[1] Sous le nom de *paralysies* (motrices), on désigne ces états

vicieux habituel de la tête, notamment dans le *torticolis*, auquel ou peut opposer avantageusement des mouvements de flexion du côté opposé à celui du torticolis. Ces mouvements de la tête ont aussi pour effet de rendre plus mobiles les articulations des vertèbres cervicales.

III. Exercices du tronc.

Tous les exercices du tronc doivent être exécutés avec des mouvements *lents* et *uniformes*.

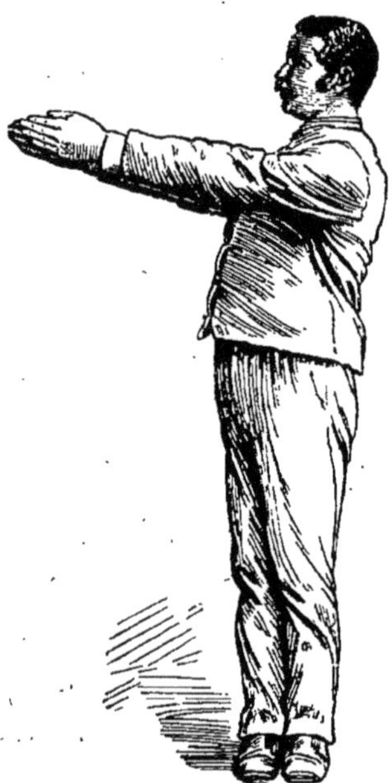

Fig. 3. — Rotation du tronc.

dans lesquels la faculté des muscles volontaires de se contracter sous l'influence de la volonté a été supprimée ou affaiblie.

Les paralysies sont *complètes* (paralysies proprement dites), quand toute faculté de mouvement a disparu, ou *incomplètes* (parésies), quand les mouvements ne sont qu'affaiblis.

Il est évident que les paralysies incomplètes peuvent seules être traitées avantageusement par une gymnastique active.

4. Rotation du tronc. — Position de rapprochement, les mains étant appuyées sur les hanches ou les bras étant portés horizontalement en avant (fig. 3). La partie supérieure du corps tourne, autour de son axe longitudinal et avec le plus d'étendue possible, alternativement à gauche et à droite ; la tête suit ce mouvement sans tourner pourtant sur elle-même. Les pieds restent fixés au sol par toute la plante, les jambes restent étendues.

Ce mouvement, produit par la contraction des muscles latéraux de l'abdomen et des hanches, agit efficacement dans le cas de *faiblesse* ou de *parésie* de ces muscles ; de plus, en provoquant la tension des parois abdominales et le déplacement des masses intestinales, il active la circulation dans les vaisseaux du bas-ventre, en même temps qu'il stimule l'activité des organes de cette région.

5. Flexion du tronc en avant et en arrière. — Les mains s'appuient sur les hanches. Les jambes étant complètement étendues, la tête s'incline d'abord en avant ; puis le tronc, par un mouvement lent et uniforme, se fléchit dans la même direction, de sorte que, toute la colonne vertébrale participant à ce mouvement, il se forme un angle au niveau de l'articulation de la hanche (fig. 4).

Puis le tronc se redresse lentement et se fléchit en arrière ; ce mouvement ne doit pas être exagéré, et la position du tronc ainsi renversé doit être de courte durée. Dans cet exercice, les épaules ne doivent être le siège d'aucun mouvement de torsion.

La flexion du tronc en avant se fait à l'aide des muscles abdominaux (particulièrement des muscles droits de l'abdomen) et des muscles qui se trouvent à la partie interne du bassin (muscles lombaires et muscles obturateurs internes) ; la flexion du tronc en arrière se fait au moyen des muscles extenseurs du dos et des muscles fessiers.

Ces flexions du tronc en avant et en arrière ont pour résultat, surtout quand on les exécute alternativement, d'activer la circulation des liquides dans les vaisseaux du bas-ventre ainsi que les mouvements des matières contenues dans l'intestin. On y aura donc recours avec avantage pour combattre les stases dans les vaisseaux du bas-ventre (hémorroïdes) ainsi que la paresse des évacuations intestinales.

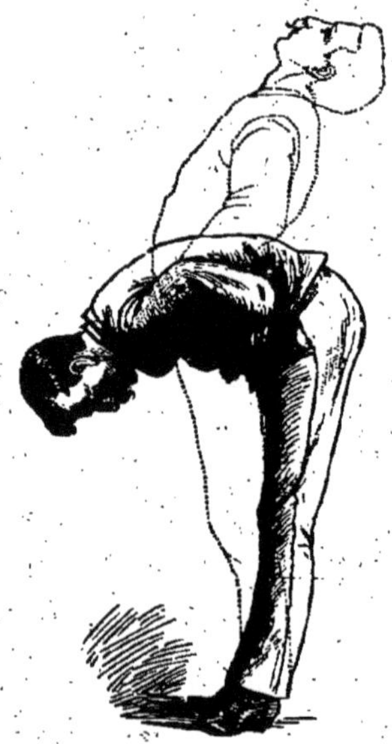

FIG. 4. — Flexion du tronc en avant et en arrière.

La flexion en arrière présente l'avantage spécial de fortifier les muscles du dos et doit par conséquent être employée dans les cas de faiblesse et de paralysie de ces muscles.

6. Flexion latérale du tronc. — Les mains s'appuient sur les hanches. La tête se fléchit latéralement à droite, à gauche, et le tronc suit, autant que possible, le même mouvement, sans que le pied opposé à la flexion se soulève (fig. 5).

La tête ne doit être le siège d'aucun mouvement de rotation; les épaules et les hanches doivent rester sans se déplacer.

Ce mouvement est produit par la contraction des muscles latéraux et postérieurs de l'abdomen, des muscles dorsaux ainsi que des muscles intercostaux et sous-costaux; il active le fonctionnement des viscères abdominaux,

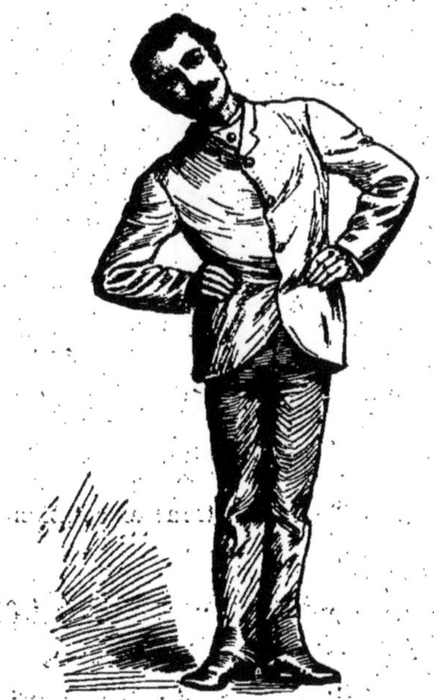

Fig. 5. — Flexion latérale du tronc.

particulièrement du foie et de la rate, organes situés dans la cavité abdominale, immédiatement au-dessous du diaphragme, le foie à droite, et la rate à gauche. Il agit aussi favorablement contre les engorgements des vaisseaux du bas-ventre, et il peut aussi être employé avec avantage contre les déviations latérales de la colonne vertébrale. Dans ce dernier cas la flexion doit être *unilatérale* et s'exécuter du côté où siège la convexité de la déviation.

7. Flexion du tronc en rotation. — Partant de la position fondamentale, le pied (droit ou gauche) se porte obliquement en avant, en suivant sa direction primitive et de la longueur d'un pas ; puis le tronc exécute un mouvement de rotation du même côté.

Après quoi, le tronc se fléchit en avant et en arrière dans la direction du pied qui s'est porté en avant (fig. 6). Les jambes restent étendues.

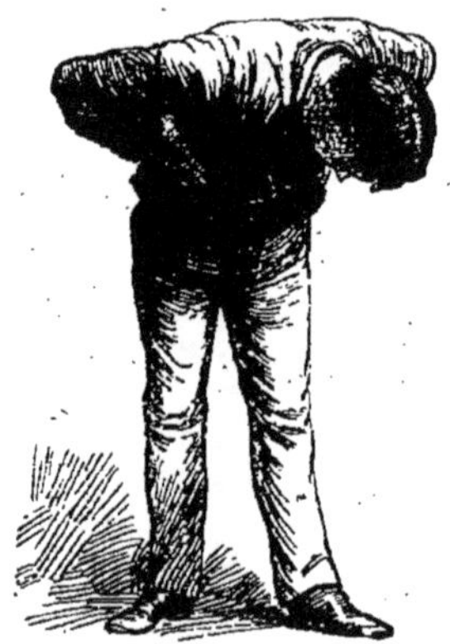

Fig. 6. — Flexion du tronc en rotation.

La flexion du tronc en rotation peut aussi être exécutée les pieds restant en position fondamentale.

Cet exercice produit des effets qui sont les mêmes, quoique plus accentués, que ceux de la flexion du tronc en avant et en arrière sans rotation (exercice 5) et que ceux de la rotation du tronc (exercice 4).

8. Circumduction du tronc. — On fléchit le tronc en avant, et puis, sans le redresser, on lui fait décrire doucement un mouvement latéral gauche, puis un mouvement en arrière, puis un mouvement latéral droit (ou inversement en commençant par la droite), puis un mouvement en avant, et ainsi de suite.

L'axe longitudinal du tronc décrit donc un cône, dont

le sommet serait à la partie inférieure de la colonne vertébrale.

Ce n'est qu'à la fin de l'exercice que le tronc reprend sa position verticale. Il faut éviter toute rotation du tronc autour de son axe longitudinal.

Dans la circumduction du tronc, un grand nombre de muscles (tous les muscles abdominaux et plusieurs muscles du dos et des hanches) entrent alternativement en activité. Cet exercice provoque la tension des parois abdominales et le déplacement des viscères abdominaux, effets qui sont plus accentués que ceux auxquels donne lieu la rotation du tronc (exercice 4). Ces mouvements excitent puissamment l'activité des organes abdominaux et produisent des effets très avantageux dans les cas de constipation et d'engorgement des vaisseaux du bas-ventre. Ils peuvent, dans la constipation, permettre d'atteindre directement le but désiré, si la circumduction et la pression consécutive exercée sur l'intestin se font toujours dans la même direction (en avant, à droite, en arrière, à gauche, etc.), c'est-à-dire suivant le trajet du gros intestin et suivant le mouvement de progression des matières qui y sont contenues; il faut aussi que, dans ce cas, les mouvements soient exécutés avec une certaine énergie.

La circumduction du tronc exerce aussi une action avantageuse dans les cas de *faiblesse* ou de *parésie* des muscles intéressés.

IV. Exercices des bras et des mains.

A l'exception des exercices des épaules (exercices 9 et 10) et des exercices des doigts, les exercices des bras peuvent, ainsi que quelques figures l'indiquent, être aussi exécutés avec des *haltères*.

Si, les bras étant étendus horizontalement en avant, le pouce est tourné en haut, le bras et la main sont dits alors en *position radiale;* si, par une rotation du bras, le bord du petit doigt se dirige en haut, la position du bras qui en résulte porte le nom de *position cubitale;* si le dos de la main est tourné en haut, on dit alors que le bras est en *position dorsale;* si la paume de la main est dirigée en haut, la position du bras prend alors le nom de *position palmaire.*

Ces mêmes expressions, désignant les positions des bras et des mains, sont aussi employées dans les cas où les bras, *sans exécuter aucun mouvement de rotation,* s'élèvent simplement ou s'abaissent.

Dans la *position radiale,* par exemple, si les bras se portent verticalement en haut, le bord du pouce correspondant regardera *en arrière ;* si les bras s'abaissent, le bord du pouce sera dirigé *en avant,* etc. [1].

9. Élévation des épaules. — Les bras étant pendants, les épaules s'élèvent lentement, mais énergiquement, aussi haut que possible, puis elles s'abaissent lentement.

Cet exercice s'exécute soit avec les deux épaules en même temps, soit avec l'épaule gauche et l'épaule droite alternativement.

Ce mouvement est produit par les muscles qui, en se contractant, élèvent les épaules. Il s'accompagne aussi d'une élévation des côtes supérieures, d'où résulte une dilatation de la partie supérieure de la cavité thoracique. Cet exercice peut donc avoir pour effet de stimuler l'activité respiratoire au sommet des poumons, et on peut l'employer avec avantage pour combattre les catarrhes

[1] A chacun des exercices suivants, toutes les fois que la position de la main a une certaine importance, cette position est spécialement indiquée.

pulmonaires des sommets. Il agit aussi efficacement dans les cas de *faiblesse* ou de parésie des muscles élévateurs des épaules.

Dans les cas où, consécutivement à une paralysie unilatérale ou à une déviation latérale de la colonne vertébrale, une épaule est plus haute que l'autre, l'exercice en question devra être exécuté d'*un seul côté*, du côté où l'épaule est plus basse.

10. Mouvement des épaules en avant et en arrière. — Les mains sont appuyées sur les hanches. Les épaules se portent d'abord uniformément en avant, puis elles sont ramenées énergiquement en arrière. Les coudes se portent, en même temps que les épaules et aussi loin que possible, en arrière et en avant.

Dans cet exercice, la partie supérieure du corps et la tête ne doivent pas abandonner leur position verticale. Le mouvement des épaules en arrière doit coïncider avec une *inspiration*, le mouvement des épaules en avant doit coïncider avec une *expiration*.

Le mouvement en arrière est la partie la plus importante de cet exercice[1]. Il est provoqué par la contraction des muscles postérieurs des épaules et de quelques muscles dorsaux (muscles rhomboïdes); il a donc pour effet de fortifier ces muscles. C'est pour cette raison qu'on peut y avoir recours avantageusement pour combattre certains états de *faiblesse* ou de *parésie*, qui se manifestent par de l'affaissement, l'incurvation du dos et la chute des omoplates. Ajoutez à cela que les épaules, en se portant en arrière, font dilater la cavité thoracique et activent la respiration. Cet exercice peut donc être recommandé contre les troubles respiratoires (asthme).

[1] Ce mouvement en arrière agit plus efficacement quand il succède au mouvement en avant que lorsqu'il part de la position fondamentale.

11. Elévation latérale des bras. — Les bras, complètement étendus, s'élèvent latéralement, d'une manière lente et continue, jusqu'à la position verticale. Les doigts sont rapprochés et étendus ; la face dorsale des mains est tournée en dehors, quand les bras sont pendants ; elle est

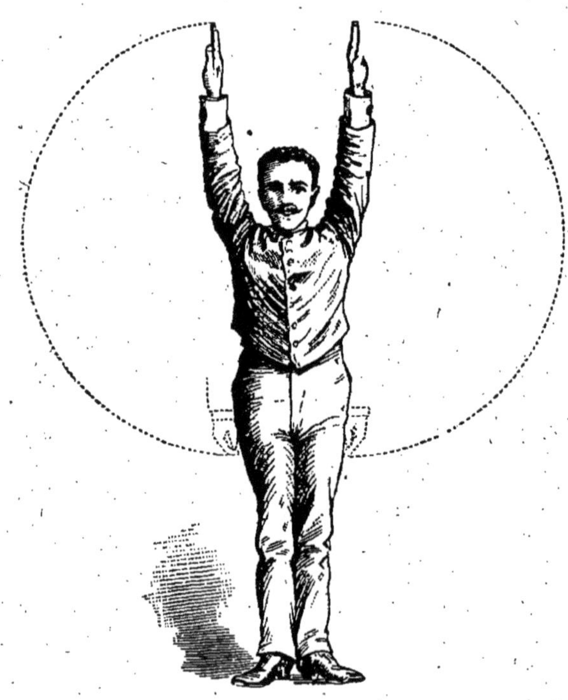

Fig. 7. — Élévation latérale des bras.

tournée en dedans, quand les bras sont verticaux (fig. 7). Puis les bras exécutent un mouvement d'abaissement lent et accompagné de tension des muscles.

Ce mouvement se fait au moyen des muscles de l'épaule et du dos ; parmi ces muscles, celui qui joue le rôle le plus actif est le « deltoïde ». Cet exercice sert à dilater la cavité thoracique et à activer la respiration ; on peut donc le recommander dans les cas de troubles respiratoires et de développement défectueux de la cage thoracique et des organes respiratoires (poitrine faible).

12. Élévation des bras en avant. — Les bras, d'un mouvement lent et uniforme, s'élèvent en avant, d'abord jusqu'à la position horizontale, puis jusqu'à la position verticale; ils s'abaissent ensuite pour revenir à leur position

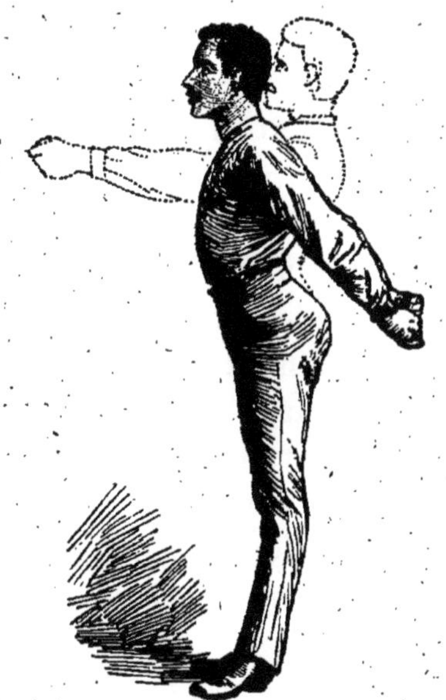

Fig. 8. — Balancement des bras en avant et en arrière.

primitive. Dans ce mouvement les paumes des mains sont tournées l'une contre l'autre.

Cet exercice est produit par les muscles élévateurs du bras; il donne plus de force à ces muscles, en même temps qu'il dilate la cavité thoracique, particulièrement à sa partie supérieure. On peut donc l'employer dans les mêmes cas que l'exercice précédent.

13. Balancement latéral des bras. — Cet exercice correspond à l'exercice 11; mais il s'exécute avec rapidité, par un mouvement de projection. Les bras restent un instant dans la position verticale, puis se projettent de côté et en bas.

Les effets de cet exercice sont semblables à ceux de l'élévation latérale des bras (exercice 11), sauf que ce dernier agit avec plus de douceur.

14. Balancement des bras en avant et en arrière. — L'exécutant serre les poings, puis lance les bras horizontalement en avant; il les lance ensuite en arrière, aussi loin qu'il le peut, sans fléchir le tronc en avant (fig. 8).

Ce mouvement se produit au moyen des muscles de l'épaule, du bras, de la poitrine et du dos; il donne lieu à des effets stimulants généraux, il active vivement la respiration, réchauffe et ranime l'organisme et peut aussi agir efficacement contre les troubles nerveux, notamment ceux des organes abdominaux.

15. Déploiement des bras. — Les bras s'élèvent d'abord horizontalement en avant. Puis, *sans s'abaisser*, ils se portent en dehors et en arrière, puis ils reviennent en avant, jusqu'à ce qu'ils aient atteint leur position primitive, soit que les mains se touchent, soit que les bras étendus se croisent.

Cet exercice devra être exécuté lentement par les personnes qui ont la poitrine faible, rapidement, avec projection des bras, par les personnes vigoureuses.

L'extension des bras s'exécute au moyen des muscles du dos; le mouvement en avant est produit par la contraction des muscles pectoraux. Cet exercice dilate la cavité thoracique et fortifie les muscles qui entourent le thorax. Il mérite donc d'être recommandé dans le but de stimuler l'activité respiratoire, dans les cas indiqués aux exercices 10 et 11, et dans le but de corriger les déformations de la cage thoracique (poitrine en carène).

16. Circumduction en entonnoir. — Pour exécuter la circumduction en entonnoir (ou *circumduction des bras* *en petits cercles*, fig. 9), les bras s'élèvent latéralement ; les mains étant étendues, les extrémités des doigts décrivent alors, par un mouvement modérément rapide, un cercle, dont le centre se trouve à la hauteur de l'articulation de l'épaule ; les bras décrivent en même temps un cône, dont le sommet est au niveau de la même articulation. La face dorsale des mains reste dirigée en haut.

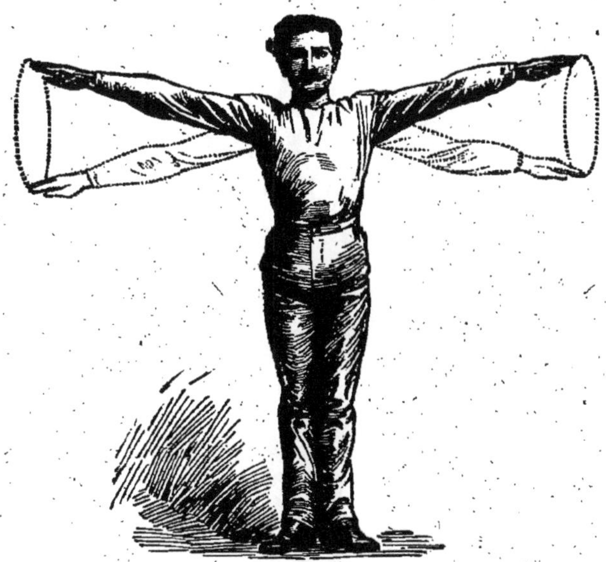

FIG. 9. — Circumduction en entonnoir.

Il faut avoir soin d'exécuter aussi parfaitement que possible l'arc de cercle en arrière.

La circumduction s'exécute soit en commençant par derrière *(circumduction en arrière)*, soit en commençant par devant *(circumduction en avant)*.

17. Moulinet. — Le moulinet (ou *circumduction des bras en grands cercles)* s'exécute, *en avant* ou *en arrière*, soit avec *les deux* bras en même temps, soit avec *un seul* bras.

Dans le moulinet *en arrière*, avec *les deux* bras

(fig. 10 et 11), les bras étendus et pendants, s'élèvent en avant jusqu'à la verticale ; pendant ce mouvement d'élévation, les bords des pouces sont d'abord dirigés en haut; quand les bras sont arrivés à peu près en *b* (voyez fig. 10), les mains exécutent un mouvement de rotation

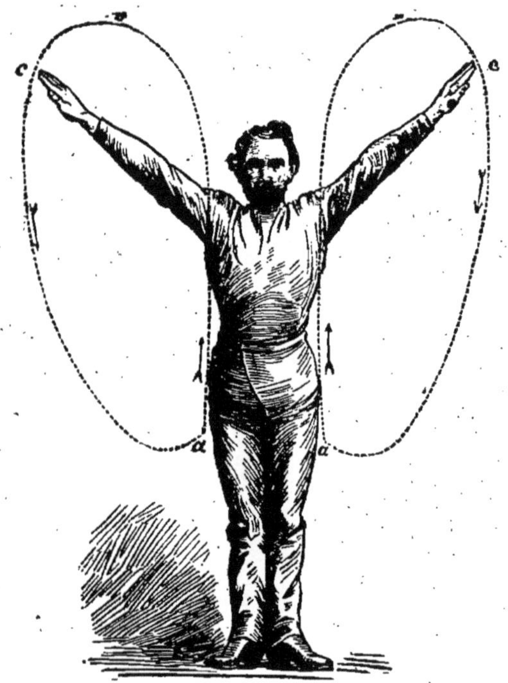

FIG. 10. — Moulinet.

tel, que les petits doigts se dirigent en arrière, et les bras s'abaissent ensuite postérieurement en décrivant un cercle aussi vaste que possible. En *c* (fig. 10), la face dorsale des mains est dirigée en haut (voyez aussi fig. 11), et enfin elle est dirigée en dehors, quand les bras sont revenus en *a*, c'est-à-dire à leur position primitive.

Le moulinet *en avant* commence par une élévation des bras en arrière; puis le cercle se continue naturellement.

Le moulinet *en arrière* et *en avant* avec *un seul* bras s'exécute en faisant décrire à la main les mêmes mouvements de rotation que dans le moulinet avec les deux bras.

La circumduction des bras, en petits cercles ou en grands cercles, est produite par la contraction d'un grand nombre de muscles des épaules, de la poitrine et du dos,

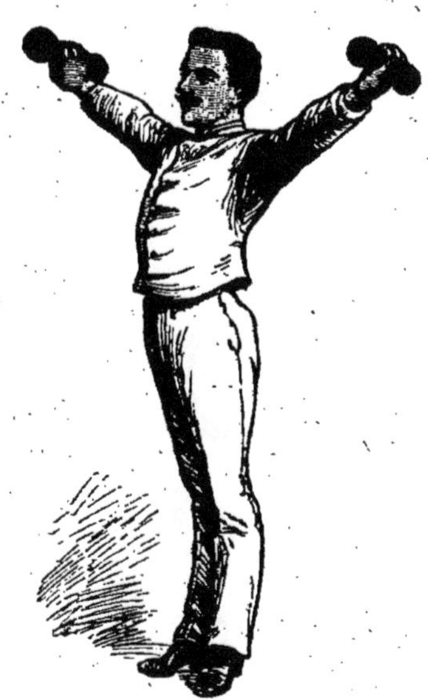

Fig. 11. — Moulinet.

et elle imprime à ces muscles une vive activité. La circumduction en entonnoir est, de ces deux exercices, le plus facile, le plus doux; on peut l'exécuter comme préparation au moulinet. Ces deux exercices, particulièrement le moulinet, dégagent les articulations des épaules, fortifient les muscles qui entourent la cage thoracique, dilatent la poitrine et améliorent les fonctions respiratoires. Le moulinet avec *un seul* bras est plus facile à exécuter que le moulinet avec *les deux* bras; le premier a surtout pour effet de dégager l'articulation de l'épaule;

le second agit surtout en faisant dilater la cage thoracique et en fortifiant les mouvements respiratoires.

La circumduction des bras, particulièrement celle en grands cercles, peut donc être employée très avantageusement dans les états morbides des organes respiratoires, ainsi que pour remédier à l'affaissement et à la courbure du tronc, aux déformations de la cage thoracique et aux déviations latérales de la colonne vertébrale.

18. Flexion et extension des bras. — Les avant-bras sont fléchis sur les bras, ces derniers étant appliqués ver-

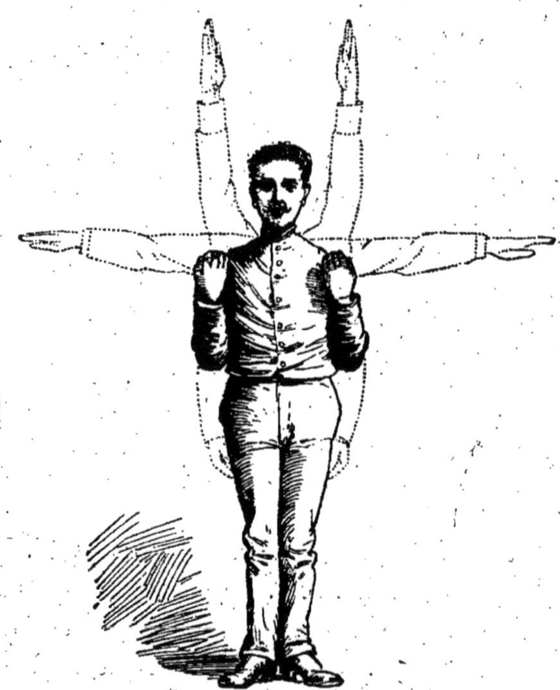

Fig. 12. — Flexion et extension des bras.

ticalement contre la poitrine; les mains et les doigts sont fléchis aussi, de manière que les extrémités des doigts touchent les épaules en avant.

Partant de cette position, les bras s'étendent énergiquement en haut, en avant, latéralement, en arrière, en bas (fig. 12). Les doigts sont étendus et rapprochés l'un de l'autre; les mains se trouvent dans la même direction que les bras.

Dans l'extension latérale, la paume des mains est dirigée en bas; dans l'extension en haut, en avant et en arrière, les paumes des mains sont tournées l'une vers l'autre, laissant entre elles un intervalle correspondant à la largeur des épaules.

Dans l'extension en arrière, le tronc ne doit pas se fléchir en avant.

Ces mouvements d'extension peuvent aussi être exécutés *unilatéralement*, c'est-à-dire avec le bras droit ou le bras gauche; ou encore *alternativement*, de telle manière que, pendant qu'un bras s'étend, l'autre se fléchit; ou enfin *simultanément dans des directions différentes*. Par exemple, pendant qu'un bras s'étend en haut, l'autre s'étend latéralement; pendant qu'un bras s'étend en avant, l'autre s'étend en arrière. Dans ce dernier cas, il faut avoir soin de ne faire subir au tronc aucun mouvement de rotation, ni aucun déplacement aux épaules.

Ces mouvements de flexion et d'extension exercent une action fortifiante sur tous les muscles du bras et sur les muscles qui, partant du tronc, vont s'insérer au bras. Ils dégagent les articulations de l'épaule et du coude, activent la respiration, et, par l'énergie et la précision qu'exige leur correcte exécution, développent la vigueur des impulsions volontaires ainsi que l'empire de la volonté sur les mouvements du corps. Ils produisent enfin une action stimulante générale sur l'organisme.

19. Extension des bras en arrière et en bas. — Les mains se joignent d'abord sur le dos, leur face interne étant dirigée en arrière (fig. 13).

Puis les bras s'étendent lentement, mais énergiquement, en bas, en même temps que les épaules se portent en bas et en arrière.

Pendant l'extension (fig. 14), qui doit coïncider avec un mouvement d'expiration, les faces internes des mains doivent finir par se toucher.

Le fonctionnement musculaire, dans cet exercice, ainsi que les effets de ce fonctionnement, sont les mêmes que

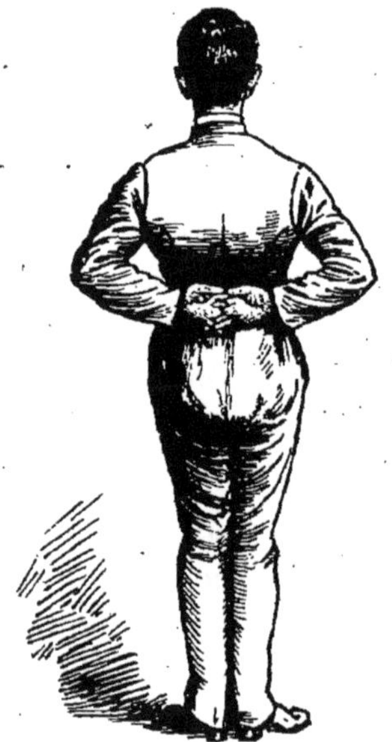

FIG. 13. — Extension des bras en arrière.

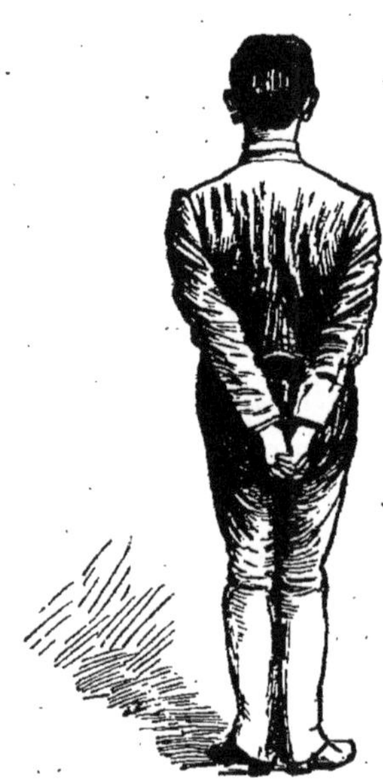

FIG. 14. — Extension des bras en bas.

dans le mouvement en arrière des épaules (exercice 10). Cet exercice peut donc être recommandé dans les cas d'*incurvation du dos*, de *chute des omoplates*, d'*affaissement du maintien*, ainsi que pour *activer les fonctions respiratoires* (asthme). On peut aussi y avoir recours avec avantage dans les *déviations latérales de la colonne vertébrale*.

20. Impulsion des bras. — Les avant-bras sont dirigés horizontalement en avant, et les coudes sont portés en arrière assez loin pour que les poignets se trouvent au niveau de la poitrine (voyez fig. 50). Les poings sont serrés. Les épaules ne doivent pas être élevées.

Partant de cette position, les bras s'étendent vivement et énergiquement, comme dans l'exercice 18, et les poings se portent brusquement et *en droite ligne* en avant, de côté, en haut et en bas.

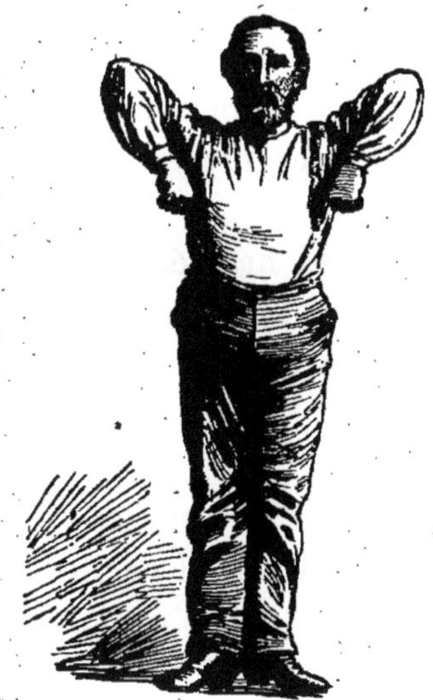

Fig. 15. — Impulsion des bras.

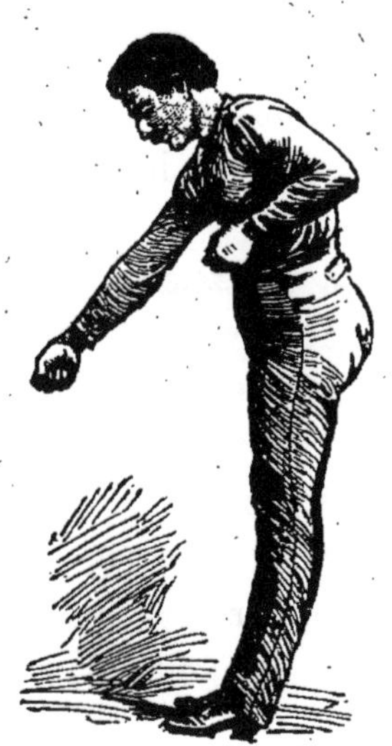

Fig. 16. — Impulsion alternative des bras.

Dans le mouvement de côté, les poings, immédiatement avant l'impulsion, se fléchissent *en dehors;* dans le mouvement en haut, ils se fléchissent *vers le haut.*

Pour rendre très énergique le mouvement d'impulsion *en bas*, les coudes se relèvent préalablement vers le haut (fig. 15).

L'impulsion des bras peut, de même que l'extension des bras (exercice 18) s'exécuter d'*un seul côté*, ou bien *alternativement* (fig. 16) ou encore *simultanément* avec les deux bras *dans des directions différentes.*

L'impulsion alternative en bas, le tronc étant fléchi en avant et les jambes étant écartées latéralement (position de latéralité), est désignée sous le nom de *mouvement du pilon.*

Les effets de l'impulsion des bras sont essentiellement les mêmes que ceux de la flexion et de l'extension des bras; mais la *stimulation générale* que cette impulsion imprime à l'organisme est plus marquée, à cause de la secousse dont elle s'accompagne.

Le *mouvement du pilon* a encore pour effet d'activer notablement le *fonctionnement des organes abdominaux.*

21. Frottement des mains. — Les bras étant modérément élevés en avant, on presse l'une contre l'autre les paumes des mains, et, chaque bras se fléchissant et s'étendant alternativement, le frottement des mains s'exécute.

Cet exercice agit sur presque tous les muscles du bras, notamment sur les muscles fléchisseurs. Il excite l'organisme en général, *réchauffe les mains*, et produit en même temps une *dérivation de l'afflux sanguin de la tête et de la poitrine.*

22. Coups d'avant-bras en position dorsale. — Les bras s'élèvent latéralement en position horizontale (la face dorsale de la main tournée en haut), et les avant-bras se fléchissent suffisamment pour que les extrémités des doigts médius se touchent au-devant de la poitrine (fig. 17); puis les bras s'étendent horizontalement aussi loin que possible en arrière, et ce mouvement s'exécute lentement ou brusquement.

Cet exercice peut se faire soit *avec les deux bras en même temps* (fig.17), soit *alternativement avec un*

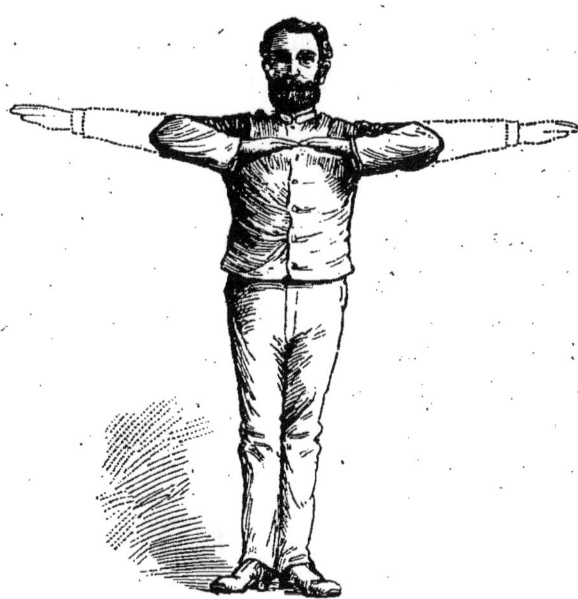

FIG. 17. — Coups d'avant-bras en position dorsale.

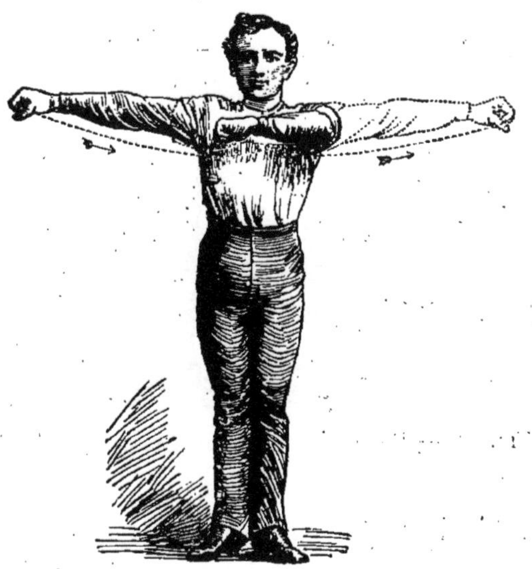

FIG. 18. — Coups d'avant-bras en position dorsale alternatifs.

bras, puis avec l'autre (fig. 18); on peut aussi l'exécuter avec les poings serrés.

Outre les muscles fléchisseurs et extenseurs des bras, ces exercices mettent encore en jeu les muscles antérieurs de la poitrine, les muscles postérieurs des épaules et quelques muscles dorsaux s'insérant sur l'omoplate. Ils rendent les articulations des coudes plus dégagées et produisent du reste des effets analogues à ceux de l'extension des bras. Exécutés avec les deux bras en même temps, ils font dilater le thorax, dont ils tendent à corriger les vices de conformation, en même temps qu'ils activent les fonctions respiratoires.

23. Coups d'avant-bras en position palmaire.— Cet exercice correspond au précédent, sauf que, les bras étant

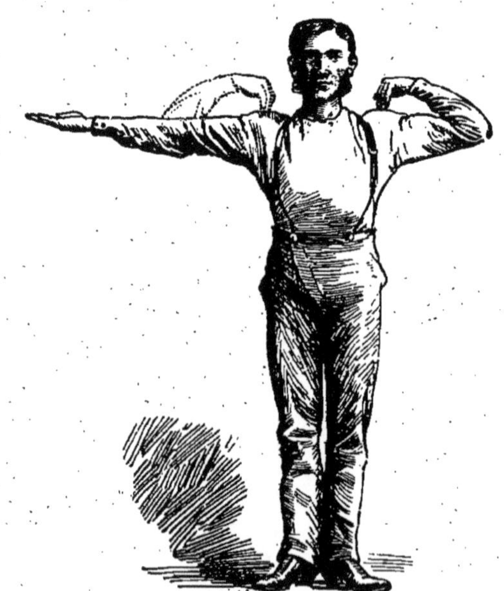

Fig. 19. — Coups d'avant-bras en position palmaire.

étendus latéralement, la paume des mains est tournée en haut (position palmaire). Les mains et les doigts se fléchissent avec les avant-bras, et cette flexion va assez loin pour que les extrémités des doigts viennent toucher les épaules.

Le mouvement des avant-bras s'exécute dans un plan vertical, et pendant ce temps les bras ne doivent pas abandonner leur position horizontale.

Cet exercice peut s'exécuter avec les deux bras en même temps ou alternativement avec un bras, puis avec l'autre (fig. 19) ; on peut aussi l'exécuter avec les poings serrés. Il tonifie les muscles des bras, particulièrement les muscles extenseurs, et dégage l'articulation du coude. Les effets généraux sont les mêmes que ceux de la flexion et de l'extension des bras.

24. Coups brusques. — Les avant-bras s'élèvent horizontalement en avant, les poings sont serrés, les pouces dirigés en haut.

Partant de cette position, les avant-bras se portent vivement en haut et en bas, mais sans que les bras se fléchissent ou s'étendent complètement.

Ce mouvement rappelle celui qu'on fait quand on hache de la viande. On peut l'exécuter avec *les deux bras en même temps* ou *alternativement* avec un bras, puis avec l'autre, de telle sorte que les deux avant-bras s'élèvent et s'abaissent en même temps, ou bien qu'un bras s'élève pendant que l'autre s'abaisse.

Cet exercice fortifie les muscles fléchisseurs et extenseurs des bras et produit des *effets stimulants généraux sur l'organisme*.

25. Coups avec les bras. — A chaque coup, le bras étant étendu, le poing se porte brusquement au voisinage de l'épaule ; puis, par une énergique extension du bras, il s'éloigne de l'épaule, en décrivant une *courbe*, et porte un coup. Les saillies moyennes de la main se meuvent dans le plan du coup.

a) *Coup en position radiale.* — Le poing droit s'élève d'abord au-dessus de l'épaule droite (près de l'oreille droite), de telle sorte que le pouce est dirigé en arrière; le coude en même temps s'élève en avant.

Puis on porte un coup de haut en bas. Arrivé en position horizontale, le bras, entièrement étendu, est alors lancé en arrière, en passant près de la partie supérieure de la cuisse.

b) *Coup en position dorsale*[1]. — Le poing droit s'élève au-dessus de l'épaule gauche (près de l'oreille gauche); on porte le coup obliquement en bas et à droite. La face dorsale de la main reste dirigée en haut.

c) *Coup en position palmaire*[2]. — Le poing droit s'élève comme dans le coup en position radiale, au-dessus de l'épaule droite; mais le dos de la main est tourné en arrière, le coude est dirigé en dehors et un peu en arrière.

On porte le coup obliquement en bas, de manière à le terminer au-dessus de la hanche gauche.

Ces coups s'exécutent de la même manière avec le bras *gauche*.

Les effets des coups de bras sont analogues à ceux de la flexion, de l'extension et de l'impulsion des bras. L'intensité de ces effets est aussi analogue.

26. Flexion et extension des mains. — Les bras étendus s'élèvent latéralement ou en avant, la face dorsale des

[1] En gymnastique, ce coup porte le nom de *coup haut en position dorsale* (Hochristhieb) pour le distinguer du coup en position dorsale s'exécutant horizontalement, à hauteur de l'épaule, et du coup profond en position dorsale (Tiefristhieb), qui s'exécute obliquement de bas en haut.

[2] En gymnastique coup haut en position palmaire (Hochkammhieb).

mains étant dirigée en haut. Partant de cette position, on exécute :

a) *La flexion des mains en haut et en bas.* — Les doigts étant étendus et rapprochés l'un de l'autre ou encore le poing étant fermé ou chargé d'haltères (fig. 20),

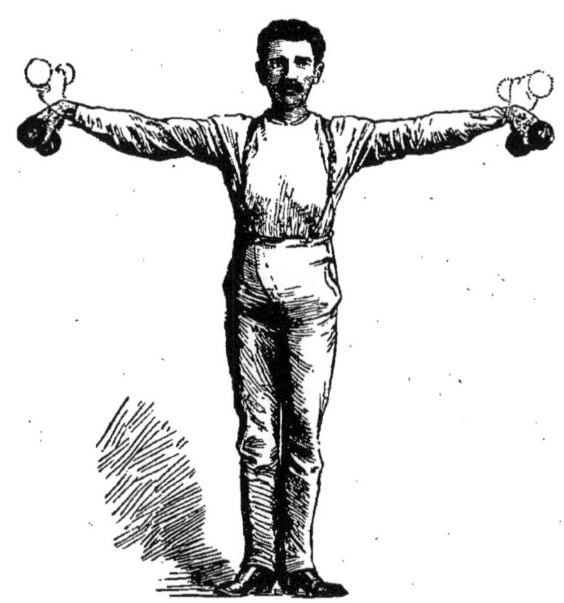

FIG. 20. — Flexion et extension des mains.

les mains se fléchissent, autant que possible, en haut (dans la direction de la face dorsale), puis elles s'étendent (c'est-à-dire reviennent à la position primitive), puis elles se fléchissent en bas, et ainsi de suite.

b) *La flexion latérale des mains.* — Cette flexion s'exécute alternativement dans la direction du bord du pouce, puis du bord du petit doigt.

Ces flexions, quand elles s'exécutent rapidement, deviennent un *balancement des mains* en haut, en bas, latéralement.

27. Circumduction des mains. — Les bras sont placés comme dans l'exercice précédent.

Puis la main décrit un cône, dont le sommet correspond au poignet. Ce mouvement s'exécute d'une manière uniforme et constante, de la flexion en haut, par exemple, à la flexion latérale, puis à la flexion en bas, puis à la flexion latérale (direction opposée), et ainsi de suite.

La flexion, l'extension et la circumduction des mains font développer les muscles de l'avant-bras et rendent plus dégagées les articulations des mains. On peut employer avantageusement ces exercices contre la crampe des écrivains et les spasmes choréiformes.

28. Flexion et extension des doigts. — Les doigts se fléchissent lentement, mais énergiquement, jusqu'à ce que la main soit fermée et le poing serré, puis ils s'étendent avec force.

29. Écartement des doigts. — Les extrémités des doigts s'éloignent l'une de l'autre, dans le plan de la surface de la main.

Cet écartement est suivi du rapprochement des doigts étendus, ou, ce qui agit souvent avec plus d'efficacité, de leur flexion énergique se terminant par le serrement du poing.

Ces exercices des doigts se font par la contraction des muscles de la main et par celle des muscles fléchisseurs et extenseurs des doigts, muscles situés à l'avant-bras. Ils ont pour effet d'exercer ces muscles, et peuvent être employés utilement dans la crampe des écrivains ainsi que dans les spasmes choréiformes. Ils sont très propres à ranimer rapidement les muscles des mains, quand le fonctionnement de ces muscles a amené de la fatigue (après qu'on a longtemps écrit, par exemple, ou dessiné, ou cousu, etc.).

V. Exercices des jambes et des pieds.

30. Elévation de la jambe. — Elle peut s'exécuter :

a) Latéralement (fig. 21).

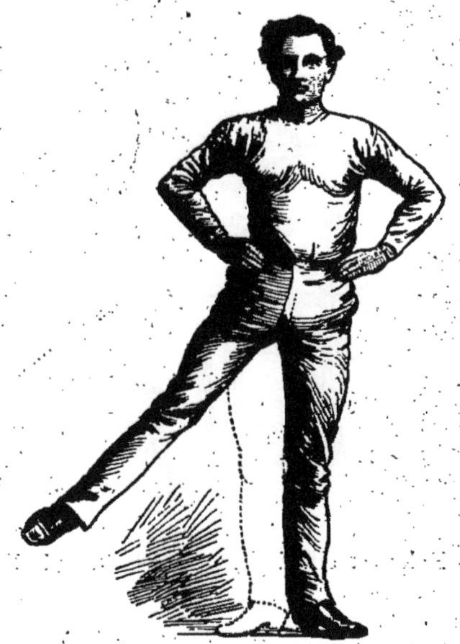

Fig. 21. — Élévation de la jambe latéralement.

b) En avant et en arrière (comparez fig. 22).

c) Obliquement en avant et obliquement en arrière.

Partant de la position fondamentale, mais les mains étant appuyées sur les hanches, la jambe droite ou la jambé gauche, complètement étendues, se lèvent, par un mouvement lent et uniforme, exactement dans la position indiquée; et ce mouvement s'étend aussi loin que possible, la partie supérieure du corps ne subissant aucune flexion, restant parfaitement verticale. Après être restée peu de temps dans cette position, la jambe s'abaisse lentement.

Pendant cet exercice la pointe du pied est dirigée en

bas et un peu en dehors. La jambe fixe doit rester fortement tendue, elle ne doit exécuter aucun mouvement de flexion[1].

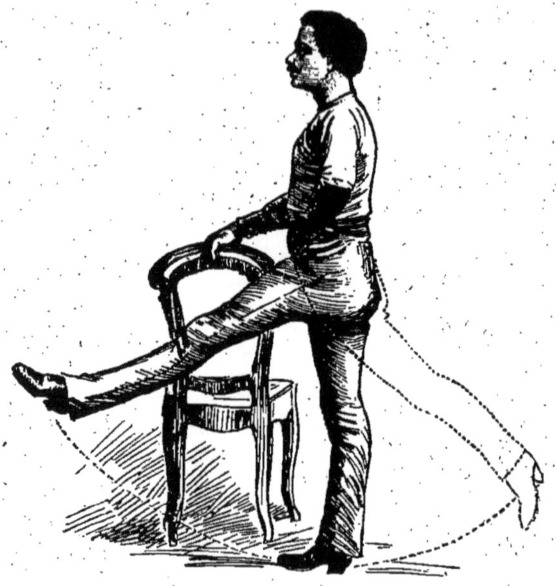

FIG. 22. — Balancement de la jambe en avant et en arrière.

31. Ecartement de la jambe. — L'écartement et le rapprochement des jambes se distinguent de l'exercice pré-

[1] Quand le mouvement d'élévation de la jambe s'exécute debout, on ne peut lever qu'une seule jambe. La jambe levée s'éloigne alors de la jambe fixe, de sorte que ce mouvement peut aussi être appelé *écartement de la jambe.* Ce mouvement d'élévation ou d'écartement peut se faire lentement ou brusquement; mais ordinairement on désigne sous le nom d'*élévation de la jambe* le mouvement exécuté lentement, tandis que le mouvement exécuté brusquement est désigné sous le nom d'*écartement de la jambe.* C'est dans ce sens que ces deux expressions ont été employées ici. En dehors de la station debout, par exemple quand on est assis, ou couché, ou suspendu par les bras, on peut en même temps lever les deux jambes.

cèdent en ce que le mouvement de la jambe en haut et en bas s'exécute brusquement.

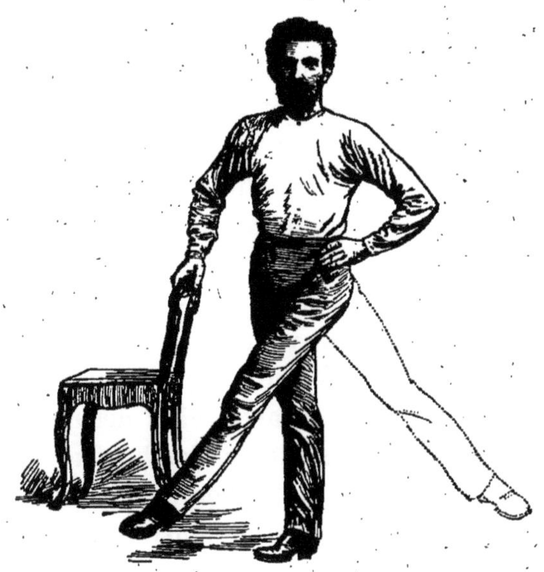

Fig. 23. — Balancement de la jambe en dehors et en dedans.

Dans cet exercice, de même que dans le suivant, il faut avoir bien soin que la jambe fixe reste fortement tendue.

32. Balancement de la jambe. — a) *En avant et en arrière* (fig. 22). — La jambe gauche ou la jambe droite se portent vivement en avant, puis en arrière, en passant près de la jambe fixe.

La pointe du pied est dirigée en bas et un peu en dehors et ne s'élève légèrement qu'au moment où la jambe en mouvement devient verticale.

b) *En dehors et en dedans* (fig. 23). — La jambe gauche, un peu relevée, est lancée d'abord latéralement à gauche *(en dehors)*, puis, avec une légère rotation de la partie supérieure du corps, latéralement à droite *(en de-*

dans), en croisant en avant la jambe fixe. Même exercice avec la jambe droite.

Celui à qui il est difficile, dans ce balancement de la jambe, de maintenir le corps en équilibre, pourra au commencement appuyer une main sur le dossier d'une chaise, sur une table, etc.; mais cet exercice acquiert une bien plus grande valeur, quand on l'exécute sans appui. Il devient naturellement plus difficile, quand la jambe est lancée de façon à décrire un arc de cercle autour du dossier d'une chaise.

33. Circumduction de la jambe. — La jambe, la droite par exemple, se lève en avant; puis le pied, par un mouvement circulaire uniforme, se porte en dehors (c'est-à-dire à droite), puis en arrière, en dedans et enfin en avant, en passant près de la jambe fixe; ou bien le mouvement commence en arrière, puis se continue en dehors, en avant en dedans, et ainsi de suite. La jambe en mouvement décrit donc un cône, dont le sommet correspond à l'articulation de la hanche.

Tous ces mouvements, indiqués aux exercices 30, 31, 32 et 33, s'exécutent à l'aide de muscles nombreux, qui vont du bassin à la partie supérieure de la cuisse. Ils ont pour effet de rendre ces muscles plus forts, de dégager l'articulation de la hanche, de produire une dérivation dans les cas de congestion de la tête et de la poitrine, et enfin d'activer le fonctionnement des organes abdominaux dans les cas d'engorgement de ces organes. A ce dernier point de vue, c'est surtout le balancement de la jambe (exercice 32) qui agit efficacement; ce balancement de la jambe est encore très propre à provoquer une stimulation générale de l'organisme.

34. Rotation des jambes. — Partant de la position fondamentale, les talons, légèrement relevés, tournent en dehors; puis les pointes des pieds exécutent le même mouvement en dehors, et ainsi de suite alternativement. On arrive ainsi à la position de latéralité (fig. 24).

De cette position de latéralité on revient, par des mouvements de rotation correspondants (alternativement sur les talons et sur les pointes des pieds), à la position fondamentale.

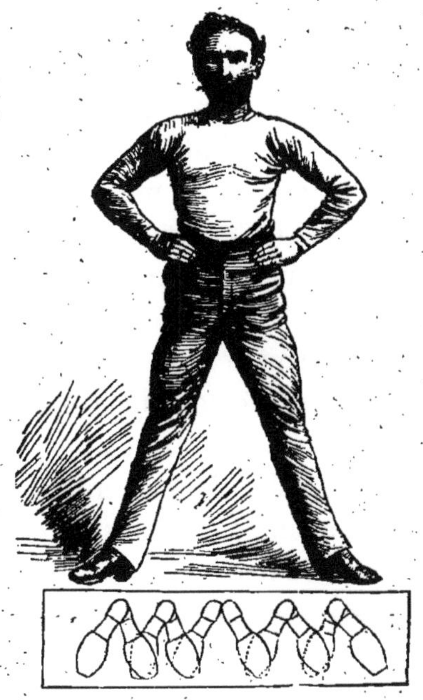

FIG. 24. — Rotation des jambes.

35. Rapprochement des jambes. — On peut l'exécuter de deux manières :

a) Partant de la position de latéralité (les pieds appuyant sur les orteils et sur les éminences thénar), les jambes, fortement étendues, se portent, *alternativement* la gauche et la droite, en dedans, par de petits mouvements saccadés, jusqu'à ce qu'elles soient arrivées à se toucher.

Les orteils et les éminences thénar ne doivent pas abandonner le sol, mais se déplacer simplement par un mouvement de glissement.

b) Les jambes, reposant sur toute la plante du pied, se portent *en même temps* et uniformément en dedans.

Ce dernier exercice *b)* est difficile et ne réussit bien que sur un sol lisse. On peut le rendre plus facile en s'appuyant plus ou moins fortement avec les mains, pendant qu'on l'exécute, sur une table ou tout autre objet.

Les exercices 34 et 35 s'exécutent au moyen des muscles qui vont du bassin à la partie supérieure de la cuisse. Le rapprochement des jambes en particulier est produit par la contraction des muscles situés à la partie interne de la cuisse (muscles adducteurs de la cuisse); mais les muscles du mollet participent aussi à ce mouvement.

L'exercice 34 détermine une douce stimulation générale; l'exercice 35 fortifie les muscles qu'il met en activité et peut par conséquent être employé dans les cas de faiblesse et de parésie de ces muscles; il peut aussi produire des effets avantageux dans les cas d'engorgement des organes du bas-ventre.

36. Petite flexion des genoux. — La petite flexion ou demi-flexion du genou s'exécute d'abord dans la position fondamentale, les mains étant appuyées sur les hanches (fig. 25). La partie supérieure du corps se maintient en position verticale. En même temps que les talons s'élèvent peu à peu de manière que les pieds finissent par porter sur les orteils, les deux genoux se fléchissent doucement et uniformément dans la direction des pieds, jusqu'à ce que la cuisse et la jambe forment un angle droit.

Après qu'on est resté un certain temps dans cette position, les genoux s'étendent d'un mouvement lent et uniforme, en même temps que les talons s'abaissent.

Quand la flexion et l'extension des genoux se succèdent

immédiatement, cet exercice prend alors le nom de *bascule des genoux*.

Au lieu d'appuyer les mains sur les hanches, on peut, en même temps qu'on fléchit les genoux, lever les bras horizontalement en avant ou sur les côtés, ou les élever verticalement en haut.

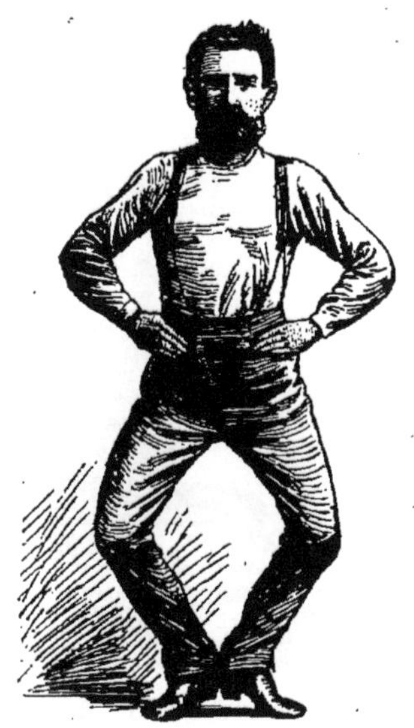

FIG. 25. — Petite flexion des genoux.

Si, en exécutant la flexion du genou, on part de la position de rapprochement, alors les genoux (rapprochés) se fléchissent aussi dans la direction des pieds, c'est-à-dire en avant.

37. Grande flexion des genoux. — La grande flexion du genou (fig. 26) s'exécute de la même manière que l'exercice précédent; mais ici la flexion doit aller aussi loin que possible, jusqu'à ce que le derrière touche presque les talons.

Le haut du corps ne doit pas se pencher en avant; il doit, du commencement à la fin de l'exercice, conserver sa position verticale; la région lombaire se porte en dedans. Les talons s'élèvent aussi haut que possible, tout en restant rapprochés.

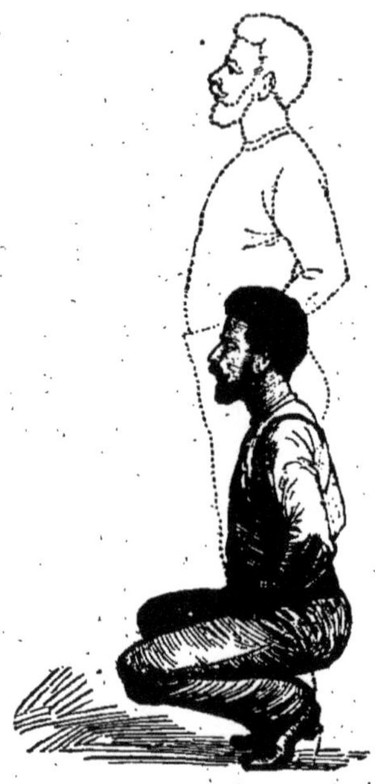

Fig. 26. — Grande flexion des genoux.

38. Flexion alternative des genoux. — *a) En position de locomotion en avant* (fig. 27). — Partant de la position fondamentale, le pied droit se porte directement ou obliquement en avant, d'environ deux longueurs de pied (position de progression à droite); puis le genou gauche se fléchit. Le poids du corps porte sur le pied qui est en arrière, la jambe de devant reste complètement étendue, le haut du corps est vertical.

Après quoi le genou gauche s'étend, et, le corps se penchant en avant, le genou droit se fléchit. Le poids du corps porte maintenant sur le pied de devant, dont le talon peut aussi s'élever. La partie supérieure du corps et la jambe de derrière se trouvent maintenant dans la même direction.

On exécute le même exercice en partant de la position de progression *à gauche.*

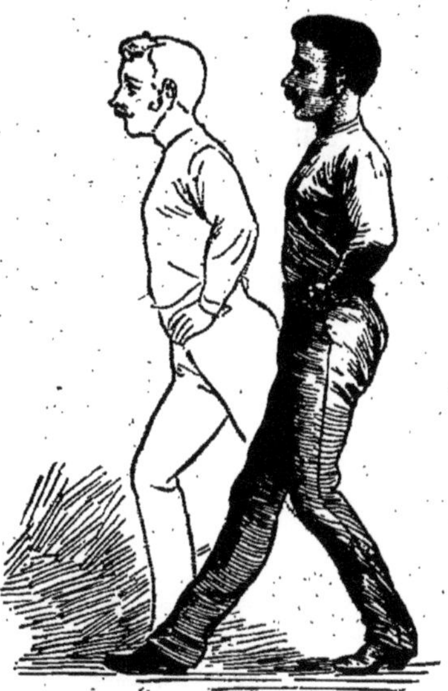

FIG. 27. — Flexion alternative des genoux.

b) En position de latéralité. — De la position fondamentale on passe à la position de latéralité (fig. 24), en portant de côté le pied droit et le pied gauche; à ce moment la jambe gauche se fléchit, pendant que la jambe droite reste étendue; puis la jambe gauche s'étend, pendant que la jambe droite se fléchit, et ainsi de suite.

Le haut du corps suit ce mouvement par un déplacement latéral du bassin (des hanches), mais sans perdre la position verticale. Le poids du corps porte donc sur la jambe fléchie.

Dans les diverses formes de flexion et d'extension des genoux, ce sont les muscles fléchisseurs et les muscles extenseurs des jambes, mais ces derniers principalement, qui entrent en activité. Les exercices 36 et 37, ce dernier surtout, exigent en outre le concours des muscles dorsaux. Tous ces exercices peuvent donc être employés efficacement dans les cas de faiblesse et de parésie des membres inférieurs ; les exercices 36 et 37 peuvent aussi rendre des services dans les cas de faiblesse et de parésie des muscles dorsaux, dans les cas de maintien défectueux du corps et de déviation de la colonne vertébrale.

39. Élévation du genou en avant et extension de la

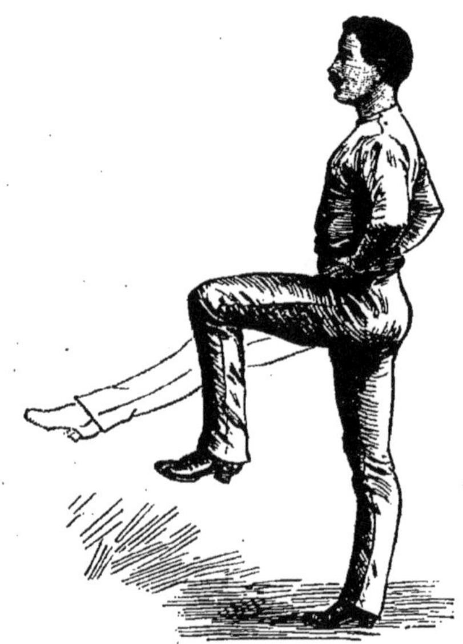

Fig. 28. — Élévation du genou en avant et extension de la jambe.

jambe. — La partie supérieure du corps se tenant verticale, le genou gauche ou le genou droit s'élèvent en avant assez haut pour que la cuisse se trouve au moins dans une direction horizontale. La jambe pend verticalement, le pied est légèrement fléchi en haut (fig. 28).

Partant de cette position, la jambe entière, par conséquent aussi le pied, exécutent un mouvement d'extension lent, mais énergique. La cuisse ne s'abaisse qu'autant que cela est nécessaire pour rendre possible la complète extension de la jambe. La jambe fixe doit, pendant cet exercice, rester étendue.

L'élévation de la cuisse active la circulation du sang dans les organes du bassin, ainsi que les contractions (mouvement vermiforme) des parties inférieures de l'intestin. Cette partie de l'exercice est donc utile dans les cas d'hémorroïdes et de constipation.

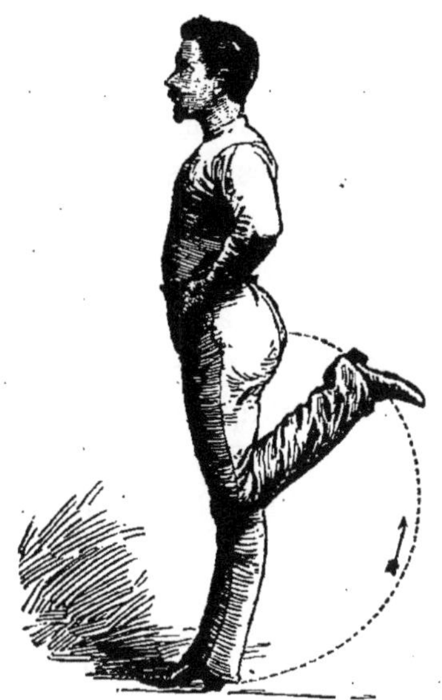

Fig. 29. — Élévation de la jambe proprement dite.

L'ensemble de l'exercice met en activité un grand nombre de muscles extenseurs et fléchisseurs des jambes, et peut par conséquent être recommandé dans les cas où il s'agit de fortifier les jambes; il sert en outre à rendre plus dégagées les articulations du genou et de la hanche.

40. Elévation de la jambe (proprement dite[1]). — La jambe gauche ou la jambe droite se lèvent en arrière par la flexion de l'articulation du genou (fig. 29), puis s'abaissent par l'extension du membre inférieur, et ces mouvements s'exécutent soit lentement, soit brusquement ; dans ce dernier cas, la jambe doit, autant que possible, se lever assez haut pour que le talon vienne toucher le derrière.

La cuisse appartenant à la jambe fléchie doit rester verticale à côté de la jambe fixe, le genou ne doit donc exécuter aucun mouvement en avant.

Cet exercice met en activité les muscles extenseurs et fléchisseurs de la jambe proprement dite (muscles situés au niveau de la cuisse), mais principalement les muscles fléchisseurs ; il fortifie ces muscles et dégage l'articulation du genou.

41. Station sur les orteils. — De la station sur la plante du pied on passe à la station sur les orteils, en élevant les talons et par conséquent la totalité du corps. Le corps repose alors uniquement sur les orteils et sur les éminences thénar[2] (fig. 30). Les talons doivent s'élever aussi haut que possible ; le corps doit rester droit et fixe.

On peut exécuter cet exercice dans la position fondamentale ou dans la position de rapprochement ou dans la position de latéralité, etc.

Lorsque, par suite de ces mouvements alternatifs des pieds (station sur les orteils et station sur la plante du

[1] C'est-à-dire de la partie de la jambe qui s'étend du genou au talon. Le mot jambe a été employé jusqu'ici pour désigner l'ensemble du membre inférieur.

[2] Ce sont ces éminences charnues qui se trouvent à la base des orteils.

pied), le corps s'abaisse immédiatement après s'être élevé, l'exercice prend alors le nom de *bascule du pied*.

Dans cet exercice et, en général, dans les exercices dans lesquels le corps ne repose que sur une petite surface (par conséquent aussi dans les exercices avec station sur une seule jambe), il est bon, pour habituer le corps à se tenir droit et fixe, de faire porter sur la tête à l'exécutant un coussin ou tout autre objet de ce genre (fig. 30).

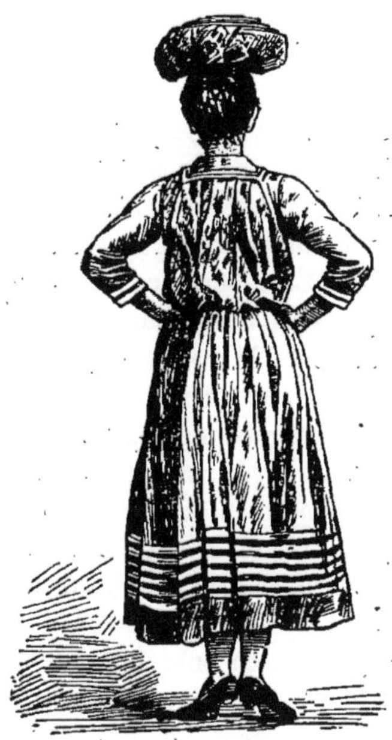

Fig. 30. — Station sur les orteils avec un coussin sur la tête.

Cet exercice fortifie les muscles des mollets et des pieds; il met en activité et tonifie les muscles du dos, qui ont pour fonction de maintenir droits le tronc et la tête. On peut donc l'employer avantageusement, surtout si l'exécutant porte en même temps sur la tête un objet léger, dans les cas où il s'agit de donner l'habitude d'un bon maintien et de combattre les déviations de la colonne vertébrale [1].

42. Flexion du pied. — Partant de la position fondamentale, le genou droit ou le genou gauche, comme dans l'exercice 39, ou bien la jambe droite ou gauche, en état d'extension (exercice 30, *b*), se lèvent en avant, et, à ce moment, le pied droit ou le pied gauche exécutent un mouvement alternatif de flexion en haut et d'extension en bas.

[1] Tissot, dans sa *Gymnastique médicale et chirurgicale*, mentionne, à côté d'autres moyens destinés à faire tenir le corps droit, l'exercice consistant à porter sur la tête un objet léger. « J'ai vu, dit-il, employer dans un couvent un autre moyen chez les pensionnaires, qui penchaient la tête. La supérieure leur faisait jouer diverses sortes de jeux et leur proposait aussi, sans faire voir ses intentions, de porter sur la tête une balle ronde ou tout autre objet glissant, de telle sorte que celle qui, en marchant, laissait tomber la balle devait, d'après la règle du jeu, donner un gage. On m'a assuré que cette méthode a toujours été employée avec succès : car ces enfants, en s'exerçant à ce jeu, prenaient bientôt l'habitude de porter la tête droite. Je m'en étonne d'autant moins, qu'il est rare de voir les laitières, ou autres personnes habituées à porter des fardeaux sur la tête, ne pas tenir la tête bien verticalement. La cause de ce fait est facile à constater : ces personnes, en effet, sont obligées, pour ne pas laisser tomber leur fardeau, de tenir constamment la tête droite et élevée. L'effet ne serait pas le même, si l'on voulait charger de lourds fardeaux la tête de jeunes personnes. Si l'on presse, en effet, trop fortement sur les vertèbres cervicales, ces vertèbres peuvent alors se fléchir latéralement, surtout si l'objet porté n'est pas bien d'aplomb. »

Remarquez d'ailleurs qu'un objet léger, qu'on balance sur la tête et dont on veut empêcher la chute, exige, de la part des muscles qui maintiennent en équilibre la colonne vertébrale et font par conséquent tenir la tête droite, un fonctionnement beaucoup plus actif que celui qu'exigerait un objet lourd, lequel d'ailleurs par son poids aurait une assiette plus solide.

43. Rotation du pied. — La jambe étant dans la même position qu'à l'exercice 42, la pointe du pied se tourne alternativement en dedans et en dehors; le pied exécute donc, avec la participation de la jambe, un mouvement de rotation en dedans et en dehors.

44. Circumduction du pied. — La jambe étant dans la même position qu'à l'exercice 42, le pied exécute un mouvement de circumduction en dehors (ou en dedans), en même temps que la pointe du pied se meut d'abord en dehors, puis en bas, en dedans, en haut, etc. (ou dans une direction inverse).

Cet exercice doit être exécuté aussi uniformément que possible et par conséquent se faire lentement au début.

Les exercices 42, 43 et 44 peuvent aussi être exécutés dans la position *assise*.

Les mouvements du pied exercent les muscles de la jambe et du pied, ils rendent plus dégagées les articulations du pied, activent la circulation du sang vers les parties inférieures, réchauffent par conséquent les pieds et produisent un effet dérivatif sur le sang affluant vers les parties supérieures du corps.

VI. Marche, course, saut.

45. Marche en avant à grands pas. — Cet exercice peut s'exécuter *sur place* (marche apparente) et consiste à lancer en avant alternativement la jambe gauche et la jambe droite en état d'extension; ou bien il s'exécute en changeant de place : les jambes sont alors lancées en avant plus loin qu'il n'est nécessaire pour achever un pas; avant de poser le pied par terre, on doit donc lancer la jambe un peu en arrière.

46. Marche ascendante. — A chaque pas le genou correspondant est lancé en avant assez haut pour que la cuisse atteigne au moins une direction horizontale.

47. Marche avec projection du talon en arrière. — Les jambes, par une flexion du genou, sont projetées postérieurement assez haut pour que les talons viennent toucher le derrière. Comparez l'exercice 40.

Les deux derniers exercices peuvent aussi s'exécuter *sur place* (apparence de marche) ou *avec progression.*

48. Course. — La course consiste en une série de sauts, exécutés alternativement par les deux pieds appuyant sur leurs pointes.

Chaque fois qu'un pied frappe le sol, le genou correspondant se fléchit légèrement.

On peut exécuter cet exercice, *sur place* ou *avec mouvement de progression :*

a) En levant légèrement le genou ;

b) En lançant le genou en marche ascendante (comp. exercice 46) ;

c) En faisant de grands pas (voyez exercice 45) ;

d) En projetant le talon en arrière (voy. exercice 47).

Dans la course *sur place*, il est bon d'appuyer les mains sur les hanches ou de croiser les bras sur le dos ; dans la course *avec mouvement de progression*, les avant-bras seront fléchis horizontalement sur les bras tenus sans effort, et les mains seront légèrement fermées.

49. Saut avec talons rapprochés. — *a)* Sur place. Les genoux s'étant légèrement fléchis et les talons élevés, le corps entier bondit par une vigoureuse extension des jambes. Pendant que le corps est au-dessus du sol sans le toucher, les jambes se rapprochent l'une de l'autre; quand les pieds frappent le sol (et ils ne doivent le toucher que par leurs pointes), les genoux se fléchissent immédiatement, puis s'étendent, en même temps que les talons s'abaissent. La partie supérieure du corps reste verticale, les talons restent rapprochés.

b) En changeant de place. Ce saut peut se faire en avant, en arrière, de côté ; il s'exécute comme le saut sur place, sauf que les pieds doivent frapper le sol à une certaine distance (une longueur de pas) du point de départ.

50. Saut en position de latéralité. — Après avoir bondi en position fondamentale, les jambes s'ouvrent brusquement de côté, de sorte que les pieds viennent frapper le sol en position de latéralité (fig. 24).

Après quoi on bondit en position de latéralité, et, les jambes s'étant rapprochées, les pieds frappent le sol en position fondamentale.

51. Saut avec écart. — Après qu'on a bondi brusquement, les jambes en extension s'ouvrent latéralement autant que possible, puis se rapprochent avant que les pieds touchent le sol.

Cet exercice devient bien plus facile, quand on l'exécute en s'appuyant avec les mains sur un dossier de chaise ou mieux sur le bord d'une table bien fixée.

Il faut bien avoir soin, à chaque saut, que les pieds frappent le sol par la pointe (et non par la plante), et que la flexion des genoux ait lieu sans tension des muscles des jambes, afin que le choc soit amorti et ne donne pas lieu par propagation à une secousse de la moelle épinière et du cerveau.

Les exercices de la marche, de la course et du saut intéressent tous les muscles des jambes. Ils exercent d'abord une action tonique sur ces muscles et rendent plus dégagées les articulations de la jambe (articulations de la hanche, du genou et du pied). Indirectement ils exercent une action dérivative dans les cas d'afflux sanguin vers la tête et la poitrine, et ils activent le fonctionnement des organes abdominaux. On peut donc les employer avec avantage pour combattre les engorgements dans les vaisseaux de l'abdomen, les hémorroïdes et la constipation. Ils produisent, en outre, une action stimulante générale sur tout l'organisme, action qui peut être plus ou moins vive, suivant qu'on exécute les mouvements paisibles de la marche, ou la course et le saut peu prolongés, ou les mouvements violents et prolongés de la course à grands pas et de la course ascendante.

Ces derniers mouvements provoquent une vive stimulation de la circulation et de la respiration et rendent beaucoup plus actifs les échanges organiques. On peut donc les recommander aux personnes qui, sans présenter pourtant ni affection cardiaque ni troubles circulatoires, ont de la tendance à l'obésité, et ils peuvent, dans ce cas, être employés pour remplacer les voyages et l'ascension des montagnes, exercice qui d'ailleurs mérite, dans les cas de ce genre, d'être préconisé.

VII. Exercices composés.

52. Mouvement du scieur de long. — Les pieds sont en position de latéralité (fig. 24), les bras étendus se lèvent verticalement, les poings sont serrés.

Partant de cette position, les bras sont lancés vivement en bas, en même temps que le tronc se fléchit en avant (fig. 31). Les genoux suivent l'élan en se fléchissant un peu.

Quand le corps et les bras se relèvent, *la tête et le tronc se fléchissent* légèrement en arrière.

Cet exercice met en activité presque tous les muscles

du corps. Il a donc une action générale stimulante sur l'organisme tout entier, action plus ou moins intense suivant la durée des mouvements : la circulation s'accélère, la respiration devient plus active, les échanges organiques augmentent d'énergie. Le fonctionnement des organes abdominaux est particulièrement excité et régularisé.

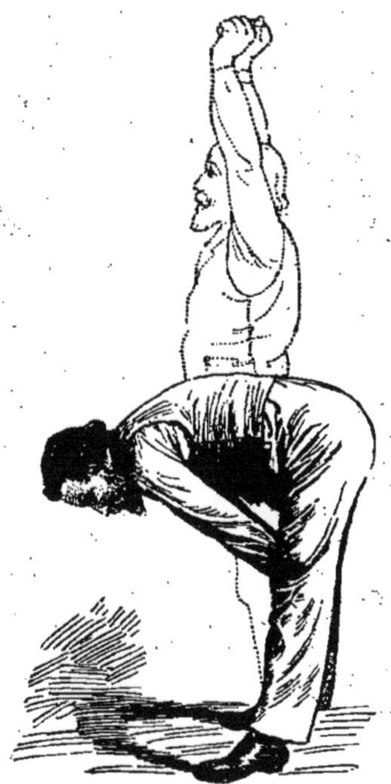

Fig. 31. — Mouvement de scieur de long.

53. Mouvement du faucheur. — Les bras se lèvent horizontalement en avant et sont ensuite lancés vigoureusement de côté, de telle façon que, pendant l'élan à droite, le bras droit reste étendu, tandis que le bras gauche se fléchit au niveau du coude devant la poitrine (fig. 32). Au moment où les bras sont lancés latéralement à gauche, le bras gauche s'étend, et le bras droit se fléchit devant la poitrine (fig. 33).

Le tronc, par une flexion dans l'articulation de la hanche, s'incline un peu en avant et suit l'élan des bras par un mouvement de rotation plus ou moins accentué, mais sans que la tête change de direction.

Cet exercice met en activité les muscles des bras et

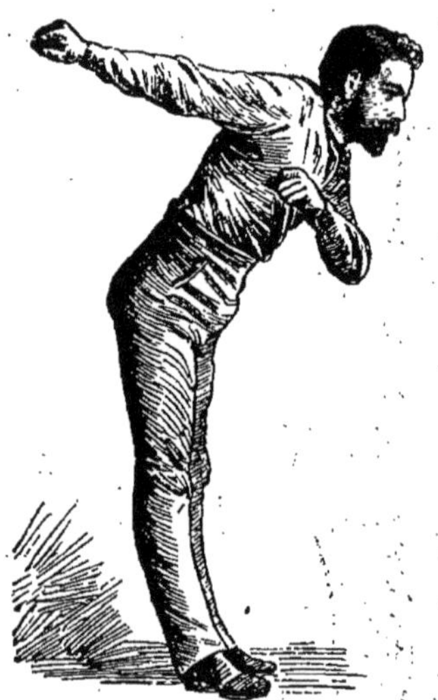

Fig. 32. — Mouvement du faucheur.

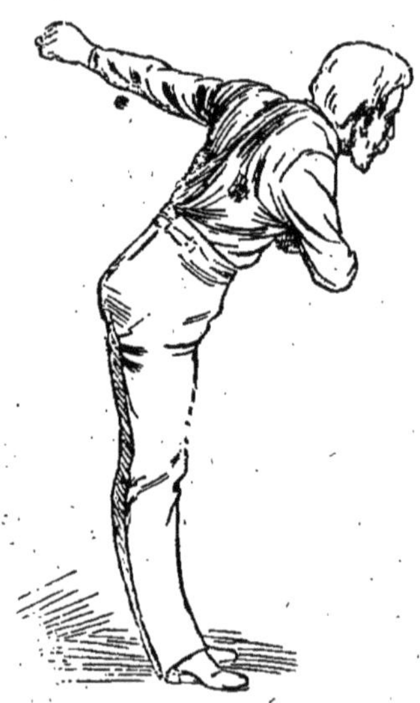

Fig. 33. — Mouvement du faucheur.

tous les muscles qui prennent leur insertion sur la cage thoracique. Il a donc pour effet de fortifier ces muscles et de donner ainsi lieu indirectement à un bon développement de la poitrine et à une plus grande activité du fonctionnement respiratoire. Il produit aussi une vive action stimulante générale.

54. Bascule des genoux avec extension des bras. — En position fondamentale, les bras se fléchissent (comparez exercice 18), puis s'étendent en haut, en même temps que les talons s'élèvent (fig. 34). Après quoi les bras se fléchissent de nouveau, et, les genoux se fléchissant profondément (position accroupie), les bras s'étendent en bas entre les genoux ouverts (fig. 35).

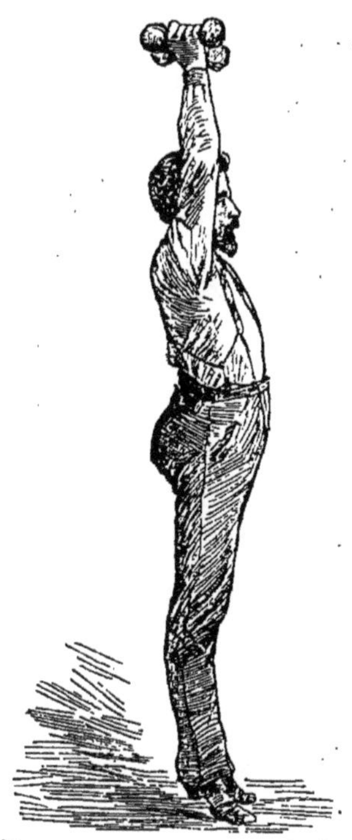

Fig. 34. — Bascule des genoux avec extension des bras.

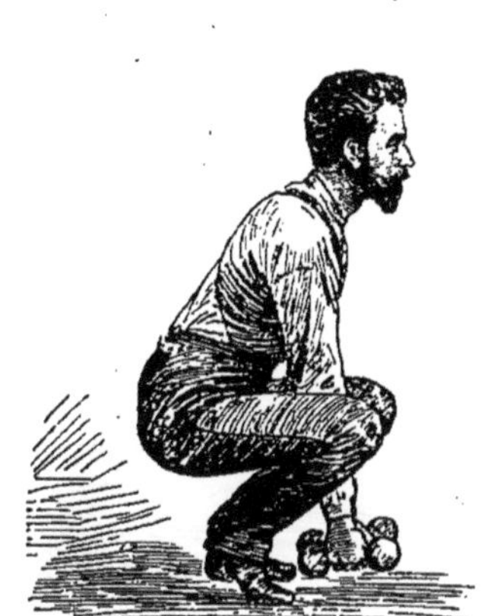

Fig. 35. — Bascule de genoux avec extension des bras.

Dans cette position accroupie, les bras se fléchissent de nouveau, et puis, en même temps que le corps se redresse, ils s'étendent en haut, et ainsi de suite.

Les talons restent levés jusqu'à la fin de l'exercice.

Si cet exercice est exécuté avec des *haltères*, les bras se fléchissent alors comme pour donner un coup, c'est-à-dire que les avant-bras ne s'élèvent que jusqu'à la position horizontale.

55. Grand moulinet. — Cet exercice, qui consiste dans une circumduction des bras devant le corps avec bascule des genoux (exercice 36), flexion et extension du tronc, s'exécute en position de latéralité.

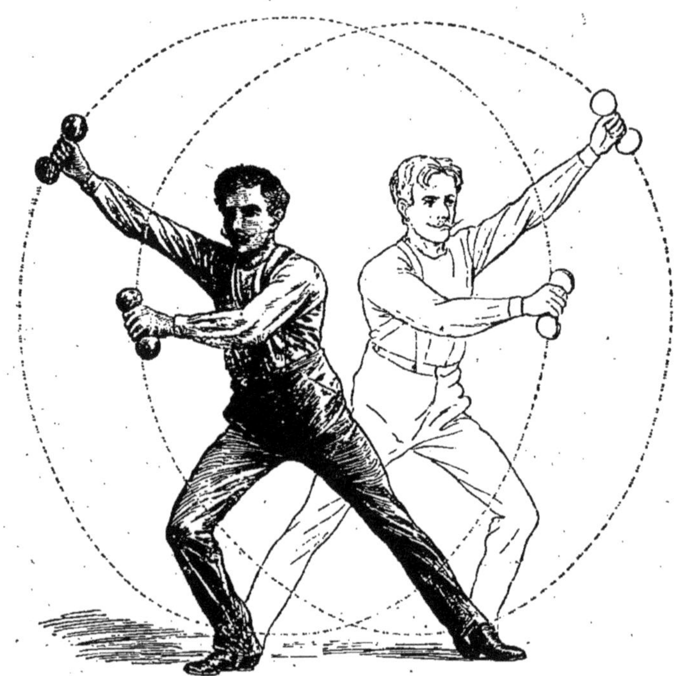

Fig. 36. — Grand moulinet.

Les deux bras sont lancés en cercle à droite, en haut, à gauche et en bas, etc. (ou en sens inverse). Pendant qu'ils sont lancés à droite, le genou droit se fléchit (fig. 36), pour revenir à l'extension dès que les bras se portent en haut; quand les bras s'abaissent vers la gauche, le genou gauche se fléchit; quand les bras sont arrivés à l'arc inférieur du cercle, les deux genoux sont fléchis un moment, puis le genou gauche s'étend, et ainsi de suite.

La flexion du tronc commence au moment où les bras

sont lancés en bas; l'extension du tronc commence au moment où les bras sont lancés en haut.

56. Déplacement des haltères. — Les pieds, en position de latéralité, sont très écartés l'un de l'autre; les bras se lèvent verticalement. A ce moment on tourne sur les talons vers le côté gauche, de telle sorte que la pointe du pied gauche soit dirigée exactement en dehors, la pointe du pied droit en avant; puis le genou gauche se fléchit en

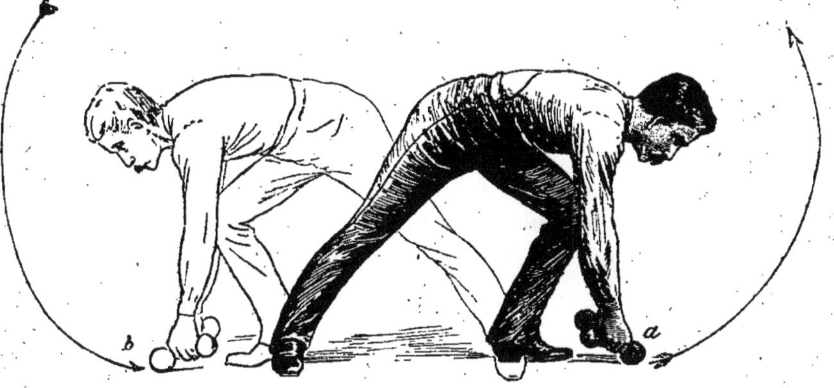

FIG. 37. — Déplacement des haltères.

dehors, de manière que l'angle du genou soit situé au-dessus de la pointe du pied, pendant que la jambe droite reste complètement étendue; alors, en même temps qu'on abaisse les bras, on fléchit le haut du corps assez profondément pour que les haltères (ou les poings) viennent, autant que possible, toucher le sol devant la pointe du pied gauche (fig. 37).

Après s'être redressé, on fait exécuter au corps un mouvement de rotation sur les talons à droite, de telle sorte que la pointe du pied droit regarde exactement en dehors, la pointe du pied gauche en avant; puis on fléchit le tronc et l'on abaisse les bras dans la direction du pied droit, et ainsi de suite.

Ces trois derniers exercices (bascule des genoux avec extension des bras, grand moulinet, déplacement des haltères) mettent fortement en activité presque tous les muscles du corps. Ils servent donc à fortifier le système musculaire et produisent une vive stimulation sur l'organisme tout entier, de la même manière que le mouvement du scieur de long (exercice 52). Le grand moulinet et le déplacement des haltères exercent particulièrement une *action stimulatrice énergique sur le fonctionnement des organes abdominaux*, et agissent, sous ce rapport, de la même manière que la circumduction du tronc (exercice 8).

57. Inclinaison du corps en avant. — Pour exécuter cet exercice, on s'appuie avec les mains sur le bord d'une table ou bien, en fléchissant les genoux, sur le bord antérieur du siège d'une chaise, ou même encore sur le sol, et puis on se porte en arrière. La tête, le tronc et les jambes doivent se trouver dans une même direction, les bras sont étendus (fig. 38).

Ainsi appuyé, on exécute avec les bras des mouvements de flexion (fig. 39) et d'extension, en ayant bien soin que le corps reste toujours étendu.

Cet exercice met fortement en jeu les muscles du tronc ainsi que les muscles des bras et des jambes, mais il exige surtout un puissant fonctionnement des muscles du dos. Il a donc pour effet de fortifier les muscles en général et principalement les muscles dorsaux.

Pour ce dernier motif cet exercice peut être avantageusement employé dans les cas d'affaissement et d'incurvation du tronc ainsi que dans les déviations latérales de la colonne vertébrale. La flexion des bras dans cette position a aussi pour effet de faire dilater la cage thoracique, d'améliorer le fonctionnement de la respiration, et d'agir par suite avantageusement dans les déformations de la poitrine et dans les maladies des organes respiratoires, notamment dans l'asthme.

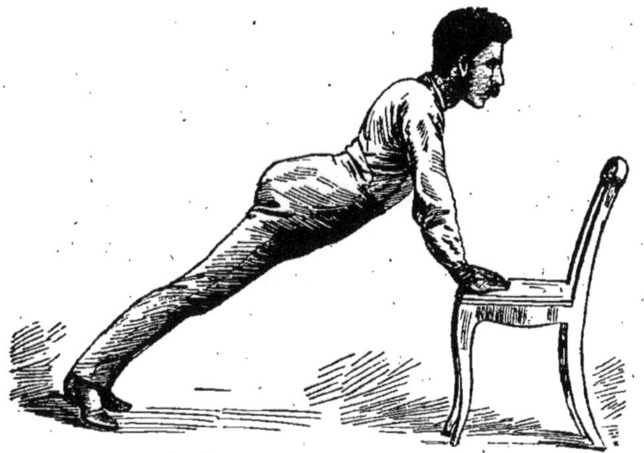

FIG. 38. — Inclinaison du corps en avant.

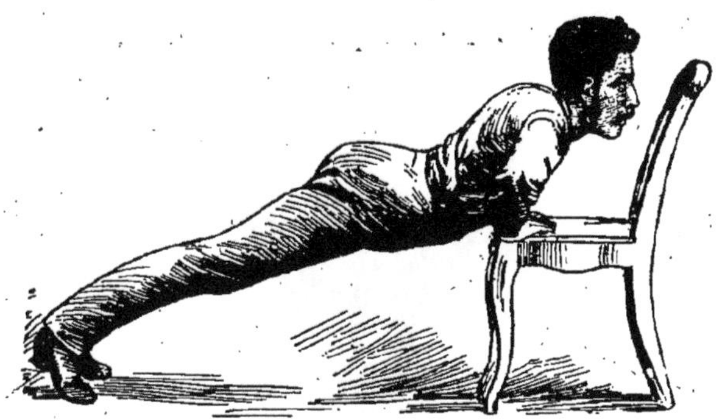

FIG. 39. — Inclinaison du corps en avant.

VIII. Exercices du bâton.

Dans l'exécution des exercices suivants, le bâton [1] doit

[1] Au sujet de la longueur et de l'épaisseur des bâtons de bois voyez la remarque de la page 20. Les personnes vigoureuses feront bien, au lieu d'un bâton de bois, de se servir d'un bâton de fer ayant 1 mètre de long et un poids de 2 à 4 kilogrammes.

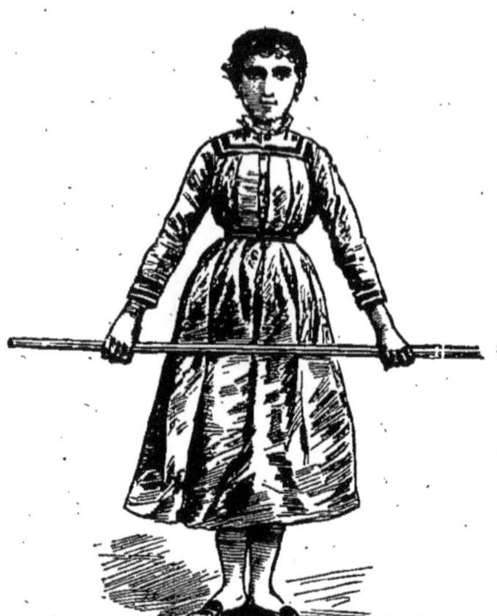

Fig. 40. — Position primitive du bâton.

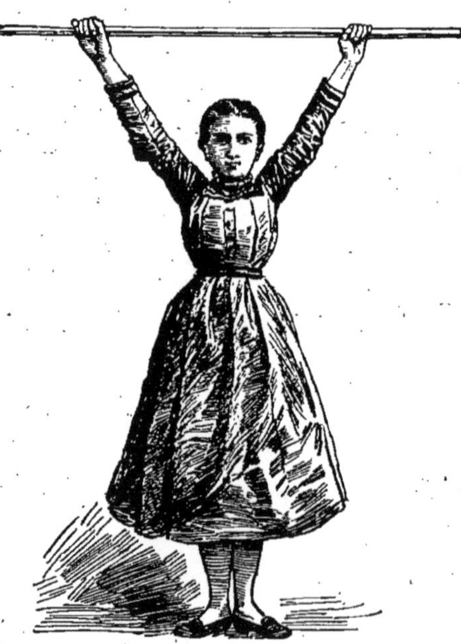

Fig. 41. — Élévation du bâton.

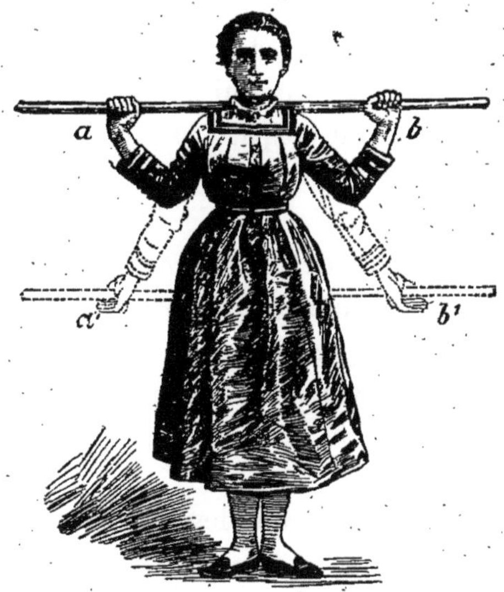

FIG. 42. — Abaissement du bâton en arrière.

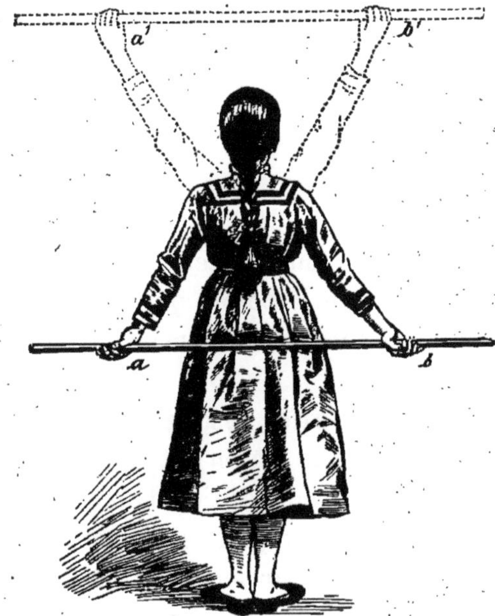

FIG. 43. — Surélévation du bâton avec les deux bras.

être saisi en position dorsale (le dos de la main tourné en haut, les pouces en bas). Les mains sont éloignées l'une de l'autre par un intervalle qui correspond à peu près à deux fois la largeur du corps. Cet intervalle est moindre dans l'ascension sur le bâton (fig. 52) et au delà du bâton.

Au commencement des exercices, les bras étendus en bas tiennent horizontalement le bâton devant le corps : *Position primitive* (fig. 40).

58. Elévation du bâton. — Partant de la position primitive, les bras étendus lèvent lentement ou brusquement le bâton :

a) A une hauteur telle que les bras soient tenus horizontalement ;

b) Au-dessus de la tête (fig. 41), puis ils l'abaissent de nouveau en avant.

59. Abaissement du bâton en arrière. — *a)* Jusqu'à flexion des bras. — Les bras, tenant le bâton au-dessus de la tête, se fléchissent, d'un mouvement tranquille et uniforme, jusqu'à ce que le bâton touche les épaules (fig. 42, *a*, *b*).

b) Jusqu'à extension des bras. — Les bras, fléchis en arrière, s'étendent en bas (fig. 42, *a'*, *b'*), en saisissant plus loin le bâton au début, si cela est nécessaire.

Il faut avoir soin que le bâton, depuis le commencement jusqu'à la fin de l'exercice, conserve exactement la direction horizontale.

60. Surélévation du bâton avec les deux bras. — Avec les deux bras étendus le bâton est d'abord élevé doucement ou brusquement, en position horizontale, au-dessus de la tête (fig. 43, *a'*, *b'*); puis, sans que les bras se fléchissent, il est abaissé en arrière (fig. 43, *a*, *b*).

Pour exécuter cet exercice, il sera nécessaire, au début, d'écarter un peu les mains qui tiennent le bâton.

61. Balancement du bâton. — Le bâton, tenu horizontalement devant le corps, est porté brusquement du côté droit en position verticale. A ce moment, le bras droit reste étendu, tandis que le bras gauche se fléchit (fig. 44, *a*, *b*).

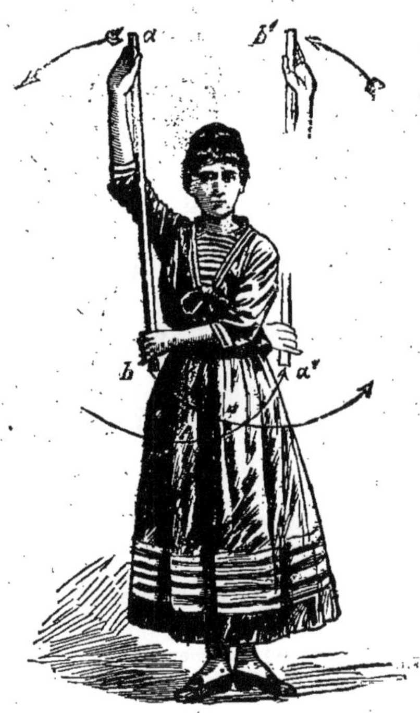

Fig. 44. — Balancement du bâton.

Puis on exécute le balancement du bâton à gauche : le bras gauche s'étendant, le bâton est d'abord brusquement porté devant le corps en position horizontale (position primitive) ; puis, sans interrompre le mouvement, on le porte, en fléchissant le bras droit, vers le côté gauche, en position verticale (fig. 44, *a'*, *b'*). Après quoi, nouveau balancement du bâton vers la droite, et ainsi de suite.

Il faut éviter, dans cet exercice, tout déplacement des épaules et des hanches ainsi que toute flexion du tronc.

62. Abaissement latéral du bâton. — Le bâton étant tenu horizontalement au-dessus de la tête (fig. 41), le bras droit, restant étendu, le porte en bas au côté droit du corps;

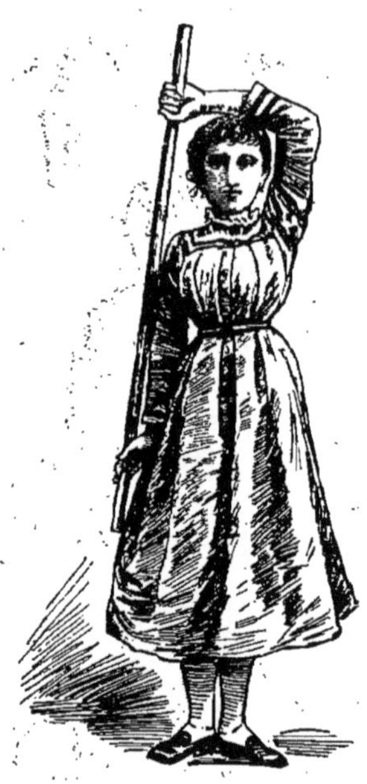

FIG. 45. — Abaissement latéral du bâton.

le bras gauche se fléchit en même temps au-dessus de la tête, de telle manière que, le bras proprement dit étant vertical, l'avant-bras est dirigé au moins horizontalement (fig. 45). La tête et le tronc ne doivent s'incliner ni de côté, ni en avant.

Le bâton étant ainsi tenu à droite, le bras gauche s'étend ; le bâton est ainsi porté horizontalemeut au-dessus de la tête ; après quoi, le bras droit se fléchissant, il est abaissé vers la gauche.

Cet exercice peut s'exécuter lentement ou brusquement.

63. Surélévation du bâton avec un seul bras. — Pendant qu'une main, la droite par exemple, le bras étant dans l'extension, attire du côté droit du corps une extrémité

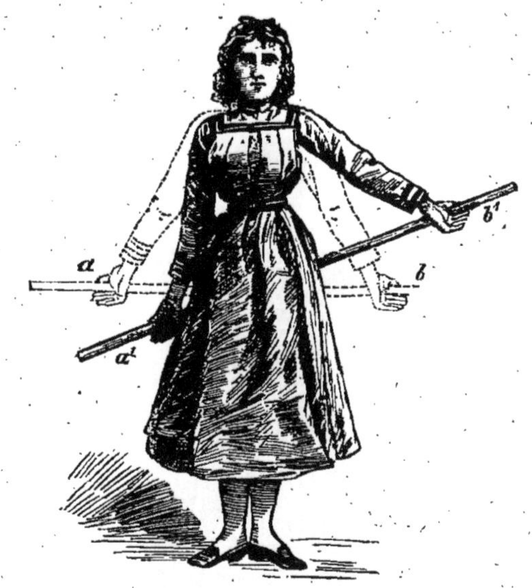

Fig. 46. — Surélévation du bâton avec un seul bras.

du bâton, le bras gauche se fléchit au-dessus de la tête et met ainsi le bâton en position verticale à côté du corps. Le corps et le bâton sont alors dans la position indiquée par la figure 45. A ce moment on abaisse le bâton derrière le corps en position horizontale (fig. 46, *a*, *b*).

Pendant cet exercice, le bras droit reste étendu, la main droite continue à toucher le corps jusqu'au moment où le bras gauche, en décrivant un arc de cercle, a atteint toute son extension en arrière (fig. 46, *a'*, *b'*).

On exécute alors le mouvement correspondant, qui fait passer le bâton de derrière le corps en avant du corps.

64. Extension latérale des bras. — *a)* En position fléchie en avant. — Le bâton est tenu devant le corps avec les bras étendus en bas. On fléchit alors les bras de telle façon que le bâton se trouve à la hauteur des épaules ; puis on étend fortement de côté le bras gauche. En même temps le bras droit, qui reste fléchi, s'élève jusqu'à hauteur des épaules et suit le mouvement (fig. 47).

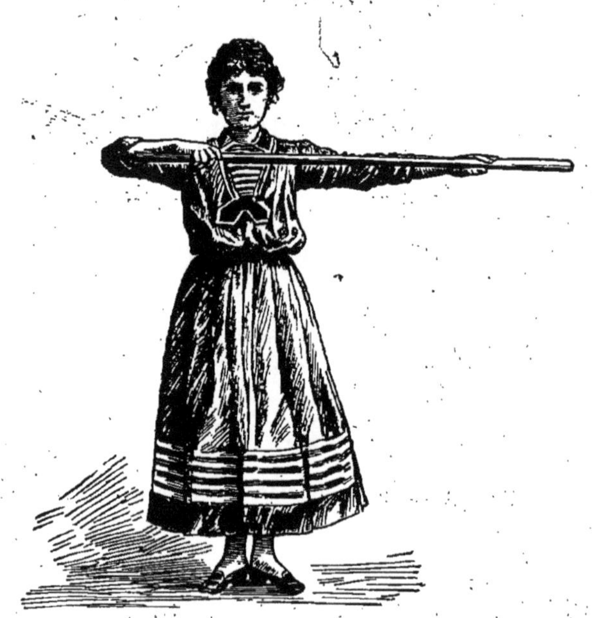

FIG. 47. — Extension latérale des bras en position fléchie en avant.

Ensuite le bras droit s'étend, tandis que le bras gauche se fléchit, et ainsi de suite.

b) En position fléchie en arrière. — Le bâton est élevé au-dessus de la tête ; les bras se fléchissent alors assez pour que le bâton vienne toucher les épaules (comparez fig. 42, *a*, *b*).

Partant de cette position, le bras droit et le bras gauche s'étendent alternativement (fig. 48).

65. Balancement latéral du bâton avec rotation du tronc. — Le bâton, tenu horizontalement devant le corps, est brusquement projeté, avec les bras étendus en bas, alternativement vers la droite et vers la gauche, et en même

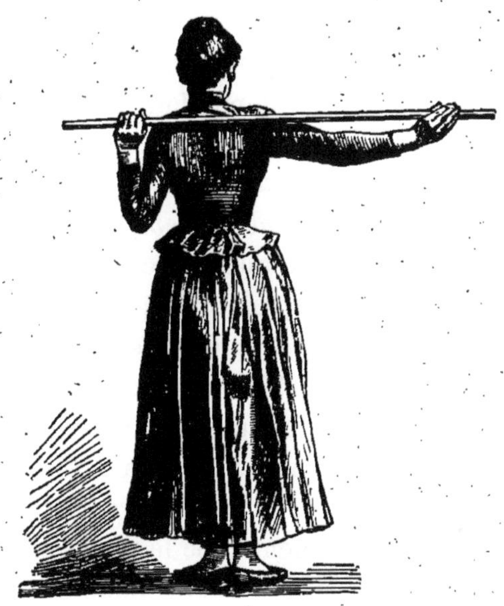

Fig. 48. — Extension latérale des bras, en position fléchie en arrière.

temps le tronc exécute un mouvement de rotation vers le côté correspondant (fig. 49).

Les pieds sont en position fondamentale ou en position de rapprochement.

66. Marche raide *(avec bâton tenu en arrière)*. — Le bâton est placé transversalement derrière le dos et tenu avec les deux bras fléchis. Les mains, les poings étant serrés, sont dirigées en avant. Le corps est légèrement incliné en avant, les épaules sont fortement tirées en arrière, de sorte que la poitrine fait une saillie prononcée.

Partant de cette position, on marche lentement à pas modérés (fig. 50).

Les muscles des jambes, notamment ceux de la jambe projetée en avant, doivent être fortement tendus. Au moment où le pied touche le sol, il ne doit s'appuyer d'abord que sur la pointe.

67. **Mouvement d'attaque** *(avec bâton tenu en arrière).* — Le bâton est tenu comme dans l'exercice précédent.

Partant de la position fondamentale, le pied droit se porte en avant de deux à trois longueurs de pied (mouvement de marche). *En même temps*, la jambe de devant se fléchit de telle façon que le genou se trouve verticalement au-dessus de la pointe du pied, et le haut du corps se penche en avant de manière à se trouver dans la direction de la jambe postérieure étendue. Les deux pieds appuient sur le sol par toute la plante (fig. 51).

De cette position on revient à la position fondamentale en ramenant le pied droit en arrière, après quoi l'on exécute le même mouvement avec le pied gauche.

Les exercices du bâton, que nous venons de décrire, s'éxécutent au moyen des muscles des épaules et des bras, au moyen des muscles de la poitrine ainsi qu'au moyen des muscles dorsaux s'insérant sur la cage thoracique. Ces exercices fortifient les muscles qui entourent le thorax, ils font dilater la poitrine et activent puissamment les fonctions respiratoires. Ceux qui agissent sous ce rapport avec le plus d'intensité sont : l'abaissement du bâton en arrière (exercice 59), la surélévation du bâton avec les deux bras (exercice 60), ainsi que la marche raide et le mouvement d'attaque avec bâton tenu en arrière (exercices 66 et 67). Tous ces exercices, et surtout ceux que je viens de citer en dernier lieu, peuvent donc être employés

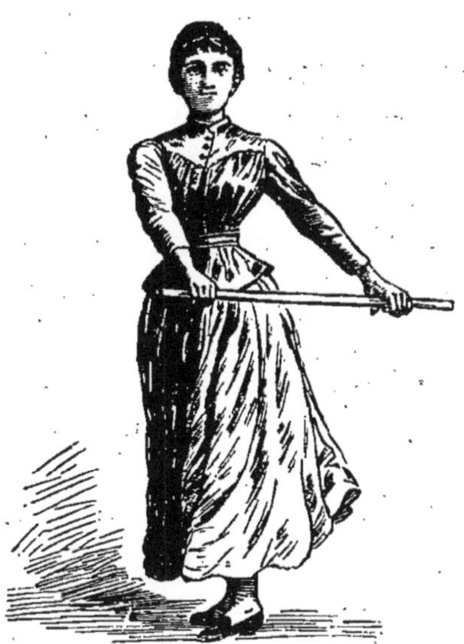

Fig. 49. — Balancement du bâton avec rotation du tronc.

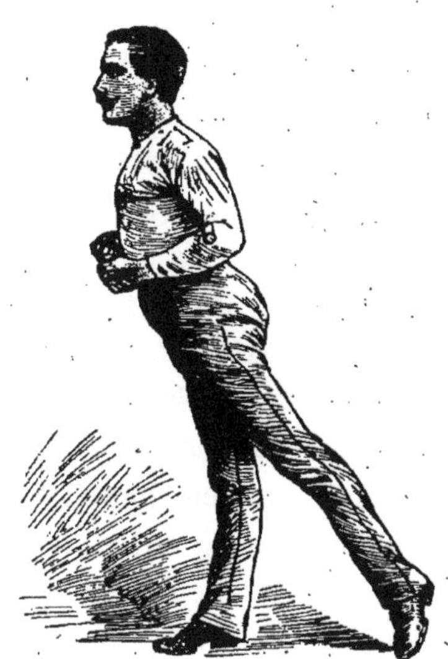

Fig. 50. — Marche raide avec bâton tenu en arrière.

avec avantage dans les cas de développement défectueux des organes respiratoires, de troubles respiratoires, d'incurvation du dos, de déformation du thorax et de déviation latérale de la colonne vertébrale.

S'agit-il d'une déviation latérale de la colonne vertébrale, on pourra la combattre très avantageusement au moyen de la surélévation du bâton avec un seul bras (exercice 63), pourvu qu'on exécute cet exercice seulement avec le bras qui se trouve du côté de la *concavité* de la courbure. On pourra retirer les mêmes avantages de l'abaissement latéral du bâton (exercice 62), à la condition que cet abaissement ne s'exécute que du côté de la convexité de la courbure, ainsi que de l'extension latérale d'un bras en position fléchie en arrière (exercice 64, *b*), à la même condition. Contre les déviations latérales de la colonne vertébrale on se trouvera bien aussi de l'emploi du balancement latéral du bâton avec rotation du tronc (exercice 65), pourvu que cet exercice soit exécuté *d'un seul côté*, du côté de la convexité de la courbure.

68. Ascension sur le bâton. — Les deux mains, en position dorsale, et séparées l'une de l'autre par un intervalle un peu plus grand que la largeur du corps, tiennent le bâton en avant ; les bras sont étendus en bas.

Le pied droit (ou le pied gauche), par une vigoureuse flexion du genou, monte sur le bâton entre les mains ; la jambe fixe reste dans l'extension (fig. 52).

69. Ascension au delà du bâton. — Le bâton est tenu comme dans l'exercice précédent.

Le pied droit (ou le pied gauche) s'élève, par une brusque flexion du genou, entre les deux mains, au-dessus du bâton, qu'il franchit, sans le toucher, autant que possible. Après ce mouvement, la pointe du pied appuie légèrement sur le sol.

Le pied droit revient ensuite, par un mouvement d'as-

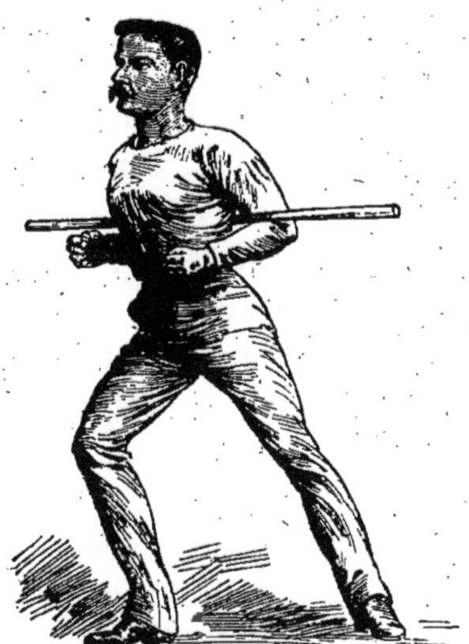

FIG. 51. — Mouvement d'attaque.

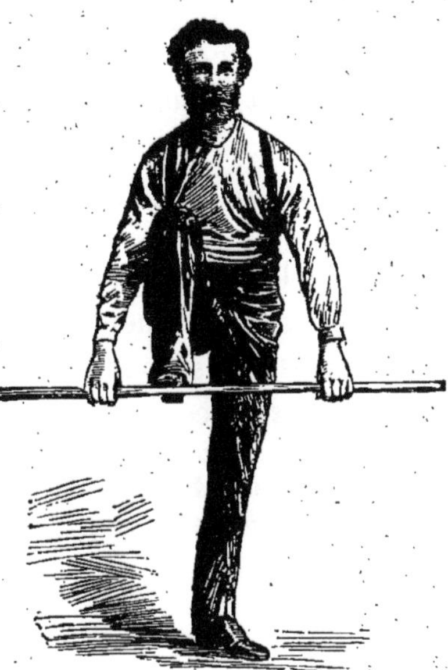

FIG. 52. — Ascension sur le bâton.

cension rétrograde, à sa position primitive, ou bien c'est le pied gauche qui, à son tour, exécute le mouvement d'ascension au delà du bâton. Dans ce dernier cas, les deux pieds reviennent ensuite à leur position primitive par un mouvement d'ascension en sens inverse du premier.

Les personnes, auxquelles cet exercice sera trop difficile, pourront, dans les premiers temps qu'elles l'exécuteront, diriger la jambe en dedans.

Il faut éviter, autant que possible, en exécutant les deux exercices ci-dessus, de fléchir en avant le tronc et la tête.

Ces exercices (ascension sur le bâton et au delà du bâton), particulièrement le second, produisent des effets du même genre, mais plus accentués, que ceux de l'élévation du genou en avant (exercice 39) et de la marche ascendante (exercice 46) : ils activent la circulation dans les vaisseaux de la partie inférieure de la cavité abdominale et stimulent la contraction des parois des parties inférieures de l'intestin. On peut donc les employer avec avantage contre les hémorroïdes et la constipation.

IX. Tableau des exercices.

Pour permettre au lecteur de trouver plus facilement les diverses formes des mouvements indiqués dans chaque groupe d'exercices, nous donnons ci-dessous un tableau d'ensemble des exercices.

I. Mouvements de la tête.

(Exercices du cou).

1. Rotation de la tête (fig. 1).
2. Flexion de la tête.
   a) En avant et en arrière.
   b) A gauche et à droite latéralement (fig. 2).
3. Circumduction de la tête.

II. Exercices du tronc.

4. Rotation du tronc (fig. 3).
5. Flexion du tronc en avant et en arrière (fig. 4).
6. — — latéralement (fig. 5).
7. — — en rotation (fig. 6).
8. Circumduction du tronc.

III. — Exercices des bras et des mains.

9. Elévation des épaules.
10. Mouvement des épaules en avant et en arrière.
11. Elévation latérale des bras (fig. 7).
12. Elévation des bras en avant.
13. Balancement latéral des bras.
14. Balancement des bras en avant et en arrière (fig. 8).
15. Déploiement des bras.
16. Circumduction en entonnoir (fig. 9).
17. Moulinet (fig. 10, 11).
18. Flexion et extension des bras (fig. 12).
19. Extension des bras en arrière et en bas (fig. 13, 14).
20. Impulsion des bras (fig. 15, 16).
21. Frottement des mains.
22. Coups d'avant-bras en position dorsale (fig. 17, 18).
23. — — en position palmaire (fig. 19).
24. Coups brusques.
25. Coups avec les bras.
26. Flexions et extension des mains (fig. 20).
27. Circumduction des mains.
28. Flexion et extension des doigts.
29. Ecartement des doigts.

IV. Exercices des jambes et des pieds.

30. Elévation de la jambe.
    a) Latéralement (fig. 21).
    b) En avant et en arrière (comp. fig. 22).
    c) Obliquement en avant et en arrière.

31. Écartement de la jambe.
32. Balancement de la jambe.
    a) En avant et en arrière (fig. 22).
    b) En dehors et en dedans (fig. 23).
33. Circumduction de la jambe.
34. Rotation des jambes (fig. 24).
35. Rapprochement des jambes.
36. Petite flexion des genoux (fig. 25).
37. Grande flexion des genoux (fig. 26).
38. Flexion alternative des genoux.
    a) En position de locomotion en avant (fig. 27).
    b) En position de latéralité.
39. Elévation du genou en avant et extension de la jambe (fig. 28).
40. Elévation de la jambe proprement dite (fig. 29).
41. Station sur les orteils (fig. 30).
42. Flexion du pied.
43. Rotation du pied.
44. Circumduction du pied.

V. Marche, course, saut.

45. Marche en avant à grands pas.
46. Marche ascendante.
47. Marche avec projection du talon en arrière.
48. Course.
    a) En levant légèrement le genou.
    b) En lançant le genou en marche ascendante.
    c) En faisant de grands pas.
    d) En projetant le talon en arrière.
49. Saut avec talons rapprochés.
    a) Sur place.
    b) En changeant de place.
50. Saut en position de latéralité.
51. Saut avec écart.

VI. Exercices composés.

52. Mouvement du scieur de long (fig. 31).
53. Mouvement du faucheur (fig. 32, 33).
54. Bascule des genoux avec extension des bras (fig. 34, 35).
55. Grand moulinet (fig. 36).
56. Déplacement des haltères (fig. 37).
57. Inclinaison du corps en avant (fig. 38).
    Flexion des bras avec inclinaison du corps (fig. 39).

VII. Exercices du bâton

Tenue du bâton devant le corps (fig. 40).

58. Élévation du bâton.
    a) En avant, les bras tenus horizontalement.
    b) Au-dessus de la tête (fig. 41).
59. Abaissement du bâton en arrière.
    a) Jusqu'à flexion des bras (fig. 42, *ab*).
    b) Jusqu'à extension des bras (fig. 42, *a' b'*).
60. Surélévation du bâton avec les deux bras (fig. 43).
61. Balancement du bâton (fig. 44).
62. Abaissement latéral du bâton (fig. 45).
63. Surélévation du bâton avec un seul bras (fig. 46).
64. Extension latérale des bras.
    a) En position fléchie en avant (fig. 47).
    b) En position fléchie en arrière (fig. 48).
65. Balancement latéral du bâton avec rotation du tronc (fig. 49).
66. Marche raide avec bâton tenu en arrière (fig. 50).
67. Mouvement d'attaque avec bâton tenu en arrière (fig. 51).
68. Ascension sur le bâton (fig. 52).
69. Ascension au delà du bâton.

Remarque 1. — Ces exercices seront exécutés *exactement* d'après les prescriptions données dans la *Gymnastique à la maison* et en tenant compte des positions et des mouvements indiqués par les figures.

Remarque 2. — Quant aux vêtements dont l'exécutant devra se servir de préférence, nous en avons parlé à la page 24 de ce livre.

CHAPITRE III

LA GYMNASTIQUE DE CHAMBRE CHEZ LES PERSONNES EN BONNE SANTÉ

Les exercices méthodiques du corps sont très propres à combattre avantageusement un grand nombre d'états morbides ; mais leur valeur principale consiste à imprimer aux fonctions de l'organisme une direction qui en assure le développement normal. C'est ainsi qu'ils peuvent non seulement fournir un secours précieux contre un grand nombre de maladies, mais encore en prévenir l'éclosion. Il ne faut donc pas attendre, pour avoir recours à la gymnastique, que des troubles de la santé ou du développement du corps se soient manifestés; il faut, par une pratique régulière de ces exercices, maintenir le corps en bon état, depuis l'enfance jusqu'à la vieillesse.

I. De la naissance à la fin de la première année.

Dans la première période de la vie humaine, période qui s'étend de la naissance à la fin de la première année, chez les *nourrissons* par conséquent, il ne peut pas être encore question évidemment d'exercices méthodiques du corps. A cette époque, tous nos efforts doivent tendre à favoriser le développement de l'enfant en soignant le fonctionnement de la peau (bains chauds, couche et vêtements secs et très propres), en lui fournissant un air pur et sain, en ne le gênant pas dans des maillots ou des vêtements trop étroits[1].

Il est important aussi de lui donner les moyens d'exercer, dans le berceau, ses membres par des mouvements vifs et variés.

Mais il faut bien se garder de l'obliger à s'asseoir, à se tenir debout ou à marcher trop tôt; il vaut mieux attendre pour cela que, sentant ses forces s'accroître, il se lève de lui-même sur sa couche pour s'asseoir ou pour tenter ses premiers pas. En voulant forcer prématurément un nourrisson à s'asseoir, on peut donner lieu chez lui au développement de déviations de la colonne vertébrale.

Le même inconvénient peut d'ailleurs se produire chez les enfants, que leur bonne a l'habitude de porter toujours sur le même bras, et qui par conséqnent s'inclinent constamment *du même côté*.

On donnera aux enfants, pour leurs premiers essais de station debout et de marche, de petits souliers mous, munis de semelles de cuir et bien faits à la mesure de leurs pieds.

II. Age des jeux.

A cette première période succède celle que l'on peut appeler l'*âge des jeux*, qui s'étend de la fin de la pre-

1 Voyez Bouchut, *Hygiène de la première enfance*, 8e édition. Paris, 1885. — Donné, *Conseils aux mères sur la manière d'élever les enfants*, 7e édition, Paris, 1884. — Corivaud, *La Santé de nos enfants*, Paris, 1891.

mière année au commencement de la septième. Cette époque peut, d'après les conditions de développement de l'enfant, être divisée en deux périodes secondaires, qui s'étendent, la première, de l'âge d'un an à celui de trois ans et demi; la seconde, de l'âge de trois ans et demi à six ans accomplis.

Dans la *première* de ces périodes il snffit de laisser l'enfant se livrer à son instinct, qui le porte à se mouvoir, et qui est son meilleur guide dans le choix de ses jeux, auxquels on le laissera librement s'exercer, autant que possible, en plein air, sur du sable sec et propre. Une balle élastique légère, de petites brouettes, de petites bèches, de petits râteaux, tels sont les instruments dont l'enfant se sert de préférence.

Il faudra, dès cette époque, veiller à ce que ses mouvements, au lieu de se borner à mettre en jeu des groupes limités de muscles, donnent lieu à un développement régulier et uniforme de tout le système musculaire; on l'habituera, autant que possible, à se servir également de ses deux mains pous saisir et retenir les objets, à se servir alternativement du pied droit et du pied gauche pour monter les escaliers, etc.

Dans la *seconde période* de cet âge de la vie, on laissera encore l'enfant s'abandonner à l'instinct qui le pousse à se mouvoir; on peut cependant alors, en lui offrant divers jeux, lui donner les moyens de rendre ses exercices plus variés et plus profitables. A côté du jeu de balle viendront se placer les jeux au cerceau, à la corde, etc. Mais il faudra veiller à ce que, en sautant à la corde ou au cerceau, il n'imprime pas à son corps de trop violentes secousses, qui pourraient être nuisibles; il devra sauter à terre sur les orteils et en fléchissant les genoux, et non en raidissant les jambes, et ces exercices ne devront pas être prolongés à l'excès ni être l'objet de paris. La céphalalgie, des nausées, se manifestant à la suite de ces exercices, doivent être considérées comme indiquant que les mouvements ont été exagérés. A cette période de la vie les jeux d'imitation conviennent aussi très-bien. Parmi ces jeux viendront se placer quelques exercices faciles exécutés sans instruments (flexion de la tête en avant, rotation de la tête, flexion du tronc, rotation du tronc, élévation des bras en avant et de côté, flexion et extension des bras, écartement des jambes en avant, station sur les orteils et flexion des genoux, etc.), et ces exercices ne seront pas commandés d'une manière rigoureuse et pédante, mais ils constitueront de joyeux amusements, auxquels les enfants se livreront en imitant l'un d'entre eux, autour duquel ils seront groupés en cercle.

En dehors de ces exercices, dirigés en vue du developpement de l'enfant, on doit encore, pendant toute la durée de cet âge, avoir soin de mettre l'enfant à l'abri de tout ce qui peut nuire à sa santé. Ainsi on lui donnera un vêtement commode, nullement étroit, on fixera ses vêtements de dessous (robe ou pantalon) à un tricot dont le tissu laissera librement s'évaporer les produits de la transpiration, et l'on évitera ainsi de comprimer la région abdominale supérieure, ce qui est très préjudiciable au fonctionnement des organes respiratoires et digestifs; on évitera aussi l'emploi de jarretières, qui serrent le mollet et empêchent le développement des muscles de cette région; on devra, pour fixer les bas, se servir de préférence de rubans élastiques, qui, montant le long de la partie externe des cuisses, iront s'attacher au tricot. On donnera à l'enfant des souliers commodes, bien à sa mesure, larges au devant, pourvus de talons larges et bas, ne comprimant point les orteils et ne gênant nullement le développement du pied. Toutes ces précautions, en laissant à l'enfant la liberté entière de ses mouvements, auront pour résultat de permettre au corps de se développer aussi bien que possible.

III. Age de l'école.

A l'âge des jeux succède l'*âge de l'école*, c'est à-dire l'époque de la vie qui s'étend en moyenne de la septième à la quatorzième ou quinzième année. Au point de vue du développement du corps à cette époque, le mieux est que le garçon et la jeune fille avec des camarades de leur âge puissent librement jouer en plein air et prennent part aux exercices gymnastiques qui se font régulièrement à l'école. A moins de circonstances impérieuses leur interdisant ces exercices, on ne devrait jamais laisser les enfants s'en dispenser.

Mais le plus souvent cette gymnastique de l'école est insuffisante, surtout dans les grandes villes, où les enfants passent trop de temps enfermés dans des chambres. On doit alors leur permettre des excursions à la campagne, où ils pourront librement prendre leurs ébats et où ils trouveront une atmosphère pure, qui exercera sur le développement des poumons et sur la constitution du sang une salutaire influence. Des exercices gymnastiques rationnels exécutés à la maison pourront aussi former alors un complément avantageux de la gymnastique de l'école; et dans les cas où le garçon et la jeune fille seront dans l'impossibilité de prendre part à cette gymnastique, l'usage des exercices chez soi deviendra alors nécessaire et présentera de grands avantages [1].

Au point de vue de l'emploi de ces exercices on peut diviser l'âge de l'école en deux périodes secondaires : la

[1] Quand les circonstances le permettront, il sera très rationnel de fournir aux enfants une barre fixe ou des anneaux.

première, qui s'étend de la septième à la dixième année environ; la seconde, qui s'étend de la dixième à la quatorzième ou quinzième année.

Dans la première de ces périodes, les garçons et les jeunes filles seront soumis aux mêmes mouvements de la gymnastique chez soi, parce que, à cette époque, les caractères qui distinguent les deux sexes sont encore très peu accentués.

Dans la seconde période, il sera nécessaire d'établir certaines distinctions. Chez les jeunes filles, qui peuvent beaucoup moins facilement que les garçons se livrer à de vifs mouvements en plein air, qui sont obligées de rester beaucoup plus longtemps assises dans des chambres et dont le thorax, par suite de cette insuffisance de mouvement, ne se développe qu'imparfaitement, on devra, par une pratique régulière et constante de la gymnastique chez soi [1], assurer aussi bien que possible le développement de la cage thoracique. On y parviendra surtout au moyen des exercices du bâton. (*Exemples d'exercices* pages 104-107.)

L'éducation physique doit être considérée comme ayant à cette époque de la vie une importance de premier ordre.

Car, dans la *première période* de cet âge, le changement de vie, résultant de la fréquentation des écoles, peut avoir des conséquences fâcheuses pour le développement de l'enfant. Le séjour prolongé dans un espace clos constitue une condition défavorable à la formation normale du sang; l'obligation de rester longtemps assis agit de la même manière, s'oppose à un vigoureux développement du système musculaire et donne lieu fréquemment à la production de déviations latérales de la colonne vertébrale;

1 Voyez Angerstein et Eckler, *La Gymnastique des demoiselles*, Paris, 1892.

l'excitation du cerveau, résultant d'une excessive tension intellectuelle, provoque l'apparition de céphalalgies, rend l'enfant nerveux et exerce une action défavorable sur le développement général de l'organisme. Il s'agit donc ici, en rétablissant aussi complètement que possible les conditions naturelles de la vie, d'assurer à l'enfant un développement normal.

Dans la *seconde période* de cet âge, la puberté, faisant alors habituellement son apparition, entraîne souvent à sa suite des troubles variés. Chez les individus vigoureux, on pourra l'empêcher de se développer trop rapidement et d'absorber d'une manière trop absolue les forces de l'organisme, en provoquant une dérivation au moyen d'exercices musculaires fatigants. Dans d'autres cas, où la maturité sexuelle s'accompagnera d'un état de dépression, qui enlèvera à l'enfant toute disposition à se livrer à des travaux physiques et intellectuels, l'usage d'une gymnastique doucement excitante pourra produire une action agréable et utile. Dans tous les cas où le développement sexuel s'accompagnera de troubles assez sérieux, on ne devra pas manquer de consulter un médecin.

IV. Age de l'adolescence.

Ensuite arrive l'*âge de l'adolescence*, qui, chez l'homme, s'étend jusqu'à la vingt-quatrième année environ, et, chez la femme, jusqu'à la vingtième année. Au commencement de cette période de la vie, nous trouvons les mêmes conditions, les mêmes besoins de mouvement, nécessitant les mêmes mesures hygiéniques que celles que nous avons indiquées à propos de la seconde période de l'âge précédent. Plus tard, aux périodes ultérieures de l'âge de l'adolescence, se présentent les mêmes indications que celles qui existent chez l'homme ou chez la femme arrivés à leur complet développement. *(Exemples d'exercices :* page 111.)

V. Age de la maturité.

A la suite de l'âge de l'adolescence vient l'*âge de la maturité.*

On peut le diviser en deux périodes : la *première* comprend l'époque de la vie où l'homme a atteint son plus haut degré de force; dans la *seconde*, l'activité, tout en se conservant encore, commence à devenir moins vive. La première s'étend jusque vers la quarantième année; la seconde s'étend, chez l'homme, jusque vers l'âge de cinquante à cinquante-cinq ans ; chez la femme, jusque vers l'âge de quarante-cinq à cinquante ans.

Le passage de la première à la seconde de ces périodes dépend d'ailleurs de l'état général des forces et se produit souvent beaucoup plus tard chez les personnes vigoureuses que chez les personnes faibles. Or, un usage constant des exercices du corps peut dans tous les cas retarder notablement l'époque de cette transition.

A l'âge où le corps est dans toute sa force, l'exercice constitue un besoin. Les mouvements gymnastiques auxquels il convient alors de donner la préférence doivent être, chez l'homme, les plus difficiles et les plus compliqués; chez la femme, ces mouvements doivent avoir pour but plutôt le développement de la souplesse et de la grâce que celui de la force physique. Dans la seconde période, les exercices gymnastiques, tout en mettant fortement en jeu les forces musculaires, devront cependant être exécutés avec plus de douceur que dans la première période. Mais si leur énergie est moindre, ils devront, en revanche, gagner en étendue, en durée. Cette observation s'adresse surtout aux personnes qui ont de la tendance à l'*embonpoint*, ce qui est ordinairement le cas pour les individus vigoureux, se nourrissant bien et jouissant en même temps d'un grand repos physique et moral. *(Exemples d'exercices* : p. 115.)

VI. Vieillesse.

De l'âge de la maturité l'homme passe peu à peu à l'âge de la dépression des forces, à la *vieillesse*. Ici encore ce passage s'effectue à des époques très diverses suivant l'état des forces des individus, et il peut être retardé au moyen d'exercices physiques réguliers. Celui qui, dès son enfance, a d'une manière constante exercé son corps, conserve plus longtemps sa vigueur, reste plus longtemps jeune que celui qui s'est abandonné à une vie molle et inactive. Alors même que l'homme est déjà devenu un vieillard, les exercices du corps sont encore très propres à maintenir les forces en bon état. Ces exercices doivent alors être exécutés doucement, avec d'autant moins d'efforts que la vieillesse sera plus avancée. *(Exemples d'exercices* : page 121.)

CHAPITRE IV

EXEMPLES D'EXERCICES DE CHAMBRE A L'USAGE DES PERSONNES EN BONNE SANTÉ

1. Dans les exemples suivants, les exercices sont disposés par groupe, de telle façon qu'à chaque séance toutes les parties du corps puissent entrer en jeu. Ces groupes peuvent servir de modèles pour la combinaison d'autres exercices analogues.

2. Pendant un temps assez long il faut se borner à exécuter le même exercice, et cela *chaque jour*.

3. Les personnes faibles n'exécuteront le même groupe d'exercices qu'une seule fois à chaque séance quotidienne; quand leurs forces se seront accrues, elles le répèteront plusieurs fois.

4. Les personnes faibles ou non exercées, auxquelles les exercices correspondant à leur âge paraîtront trop difficiles, pourront commencer par des exercices plus faciles correspondant aux âges inférieurs.

5. Ces exercices seront exécutés *exactement* d'après les prescriptions données dans le chapitre second et en

tenant compte des positions et des mouvements indiqués par les figures. Les exercices marqués comme devant être exécutés avec tel bras ou telle jambe devront, cela va sans dire, être exécutés alternativement avec le bras et la jambe du côté gauche et du côté droit.

6. A la fin de chaque mouvement appartenant à la même forme d'exercices, l'exécutant fera une *pause*, pendant laquelle il respirera paisiblement et profondément. Deux ou trois fois, pendant l'exécution des exercices d'un même groupe, cette pause sera mise à profit pour l'exécution de mouvements de marche ou de course. Ces mouvements sont indiqués à chaque exemple d'exercices.

7. Quant aux *vêtements* dont l'exécutant devra se servir de préférence, nous en avons déjà parlé à la page 24.

I. Pour garçons et jeunes filles de 7 à 10 ans.

1

Chaque exercice sera exécuté de six à douze fois. Dans l'intervalle, marche ordinaire.

Exerc.

2 *a*. Flexion de la tête en avant.

— — en arrière.

5. Flexion du tronc en avant (fig. 4).

— — en arrière (fig. 4).

12. Elévation des bras en avant.

11. Elévation latérale des bras (fig. 7).

13. Balancement latéral des bras.

Exerc.

31. Ecartement des jambes en avant, à droite et à gauche (mouvement modéré chez les jeunes filles).
41. Station sur les orteils et sur la plante des pieds, alternant avec la bascule des pieds (fig. 30).
36. Flexion et extension des genoux, alternant avec la bascule des genoux (fig. 25).

2

Chaque exercice sera exécuté de six à douze fois. Dans l'intervalle, marche à grands pas, en écartant largement les jambes.

Exerc.

41. Station sur les orteils (bascule des pieds) en position de rapprochement. Comparez fig. 30.
36. Petite flexion des genoux (fig. 25).
40. Élévation de la jambe (fig. 29).
30 *b*. Élévation de la jambe en avant. Comp. fig. 22. Modérément chez les jeunes filles.
30 *a*. Élévation de la jambe de côté (fig. 21). Modérément chez les jeunes filles.
15. Déploiement des bras.
18. Extension des bras en avant (fig. 12).
    — — de côté —
    — — en haut —
4. Rotation du tronc à gauche et à droite (fig. 3).
5. Flexion du tronc en avant et en arrière (fig. 4).
1. Rotation de la tête à gauche et à droite (fig. 1).

3

Chaque exercice sera exécuté de six à douze fois. Dans l'intervalle, marche ordinaire, avec bâton tenu en arrière *(comparez* fig. 51).

Exerc.

2 *b*. Flexion de la tête latéralement (fig. 2).

6. Flexion du tronc à droite latéralement (fig. 5).

— — à gauche latéralement.

4. Rotation du tronc à droite et à gauche avec bras levés en avant (fig. 3).

19. Extension des bras en arrière en bas (fig. 13, 14).

16. Circumduction en entonnoir en arrière (fig. 9).

— — en avant —

58 *a*. Élévation du bâton avec bras tenus horizontalement.

58 *b*. — — au-dessus de la tête (fig. 41).

61. Balancement du bâton à droite et à gauche (fig. 44).

46. Marche ascendante sur place, avec élévation modérée du genou.

49 *a*. Saut avec talons rapprochés sur place.

38 *a*. Flexion alternative des genoux en position de locomotion en avant (fig. 27).

4

Chaque exercice sera exécuté de six à douze fois. Dans l'intervalle, marche à grandes enjambées, avec bâton tenu en arrière.

Exerc.

41. Station sur les orteils et sur la plante des pieds alternativement (fig. 30).

Exerc.

30. Élévation de la jambe obliquement en avant.
— — latéralement (fig. 21).
— — obliquement en arrière.
36. Petite flexion du genou (fig. 25).
49 *a*. Saut avec talons rapprochés sur place.
58 *b*. Élévation du bâton au-dessus de la tête (fig. 41).
59 *a*. Abaissement du bâton en arrière jusqu'à flexion des bras (fig. 42, *a*, *b*).
59 *b*. Abaissement du bâton en arrière jusqu'à extension des bras (fig. 42, *a'*, *b'*).
62. Abaissement du bâton latéralement (fig. 45).
18. Extension des bras en avant, alternativement.
— — en haut.
22. Coups d'avant-bras en position dorsale (fig. 17).
— — en position palmaire (fig. 19).
5. Flexion du tronc en avant et en arrière (fig. 4).
6. — à droite et à gauche latéralement (fig. 5).
1. Rotation de la tête à droite et à gauche (fig. 1).

2. *Pour garçons de 10 à 15 ans.*

5

Chaque exercice sera exécuté de six à douze fois. Dans les intervalles, marche et course à grandes enjambées.

Exerc.

1. Rotation de la tête à gauche et à droite (fig. 1).
2 *a*. Flexion de la tête en avant et en arrière.
4. Rotation du tronc à gauche et à droite (fig. 3).

Exerc.

5. Flexion du tronc en avant et en arrière (fig. 4).
15. Déploiement des bras avec projection.
14. Balancement des bras en avant et en arrière (fig. 8).
20. Impulsion des bras en avant.
20. — — latéralement.
31. Écartement de la jambe latéralement (comp. fig. 21).
39. Élévation du genou en avant et extension de la jambe (fig. 28).
40. Élévation de la jambe (proprement dite) (fig. 29).
37. Grande flexion du genou (fig. 26).
50. Saut en position de latéralité.
57. Flexion des bras avec inclinaison du corps en avant (fig. 38, 39).
34. Rotation des jambes (fig. 24).

6

Chaque exercice sera exécuté de six à douze fois. Dans l'intervalle, marche et course avec projection de la jambe en arrière.

Exerc.

33. Circumduction de la jambe.
32 *a*. Balancement de la jambe en avant et en arrière (fig. 22).
37. Grande flexion du genou (fig. 26).
49 *a*. Saut avec talons rapprochés sur place.
49 *b*. — — en changeant de place.
57. Flexion des bras avec inclinaison du corps en avant (fig. 38, 39).
38 *b*. Flexion alternative des genoux en position de latéralité.

Exerc.

22. Coups d'avant-bras en position dorsale, avec les deux bras (fig. 17).

Coups d'avant-bras en position dorsale, alternativement avec chaque bras (fig. 18).

17 *a*. Moulinet avec les deux bras (fig. 10, 11).

20. Impulsion des bras en haut.

20. — — en bas (fig. 15).

6. Flexion du tronc latéralement, à droite et à gauche (fig. 5).

8. Circumduction du tronc.

2 *b*. Flexion de la tête latéralement, à droite et à gauche (fig. 2).

3. Circumduction de la tête.

3. Pour jeunes filles de 10 à 15 ans.

7

Chaque exercice sera exécuté de six à douze fois. Dans les intervalles, course ordinaire.

Exerc.

1. Rotation de la tête à gauche, à droite (fig. 1).

2 *a*. Flexion de la tête en avant et en arrière.

4. Rotation du tronc à gauche, à droite (fig. 3).

5. Flexion du tronc en avant et en arrière (fig. 4).

10. Mouvement des épaules en avant et en arrière.

60. Surélévation du bâton avec les deux bras (fig. 43).

61. Balancement du bâton à droite et à gauche (fig. 44).

64 *a*. Extension latérale des bras, avec bâton, en position fléchie en avant (fig. 47).

Exerc.

23. Coups d'avant-bras en position palmaire (fig. 19).
18. Extension des bras en avant (fig. 12).
— — latéralement (fig. 12).
— — en haut (fig. 12).
30 *b*. Élévation de la jambe en avant.
30 *a*. — — latéralement (fig. 21).
36. Petite flexion du genou (fig. 25).
38 *a*. Flexion alternative des genoux en position de locomotion en avant (fig. 27).
49 *a*. Saut avec talons rapprochés, sur place.
44. Circumduction du pied.
41. Station sur les orteils et sur la plante du pied, alternativement (fig. 30).

8

Chaque exercice sera exécuté de six à douze fois. Dans les intervalles, course avec légère élévation du genou, sur place et en changeant de place.

Exerc.

42. Flexion du pied.
33. Circumduction de la jambe.
32 *a*. Balancement de la jambe en avant et en arrière (modéré) (fig. 22).
36. Petite flexion du genou (fig. 25).
49 *b*. Saut avec talons rapprochés, en avant.
19. Extension des bras en arrière, en bas (fig. 13, 14).
16. Circumduction en entonnoir (fig. 9).
61. Balancement du bâton (fig. 44).
63. Surélévation du bâton avec un seul bras, à gauche et à droite (fig. 46).

Exerc.

64 *b*. Extension latérale des bras, en position fléchie en arrière (fig. 48).

65. Balancement latéral du bâton avec rotation du tronc (fig. 49).

57. Inclinaison du corps en avant contre une table, et flexion et extension modérées des bras (fig. 38, 39).

6. Flexion du tronc à droite et à gauche latéralement (fig. 5).

5. Flexion du tronc en avant et en arrière (fig. 4).

2 *b*. Flexion de la tête à droite et à gauche (fig. 2).

3. Circumduction de la tête.

4. Pour adolescents (garçons).

9

Chaque exercice sera exécuté de huit à seize fois. Dans l'intervalle, marche raide avec bâton tenu en arrière (exercice 66, fig. 50).

Exerc.

38 *b*. Flexion alternative des genoux en position de latéralité.

40. Élévation de la jambe avec projection (fig. 29).

37. Grande flexion du genou.

51. Saut avec écart.

67. Mouvement d'attaque avec bâton tenu en arrière (fig. 51).

68. Ascension sur le bâton à droite et à gauche (fig. 52).

69. Ascension au delà du bâton à droite et à gauche.

60. Surélévation du bâton avec les deux bras (fig. 43).

63. — — un seul bras (fig. 46).

Exerc.

53. Mouvement du faucheur (fig. 32, 33).

25 *a*. Coups avec les bras en position radiale, à droite et à gauche.

25 *c*. Coups avec les bras en position palmaire, à droite et à gauche.

57. Flexion des bras avec inclinaison du corps en avant (fig. 38, 39).

5. Flexion du tronc en avant et en arrière (fig. 4).

2 *b*. Flexion de la tête latéralement, à gauche et à droite (fig. 2).

10

Chaque exercicice sera exécuté de huit à seize fois ; exercices du bras et de la main, autant que possible, avec haltères.

Exerc.

3. Circumduction de la tête.

7. Flexion du tronc en rotation à gauche, à droite (fig. 6).

13. Balancement des bras latéralement (comp. fig. 7).

14. — — en avant et en arrière (fig. 8).

17 *b*. Moulinet avec un seul bras, à gauche et à droite.

17 *a*. — — les deux bras (fig. 10, 11).

20. Impulsion des bras en haut.

— — en bas (fig. 15).

25 *a*. Coups avec les bras en position radiale, à droite, à gauche.

25 *b*. Coups avec les bras en position dorsale, à droite, à gauche.

Exerc.

26 *a*. Flexion et extension des mains, en haut et en bas (fig. 20).

32 *a*. Balancement de la jambe en avant et en arrière (fig. 22).

32 *b*. Balancement de la jambe en dehors et en dedans (fig. 23).

50. Saut en position de latéralité et

35 *a*. Rapprochement des jambes.

49 *b*. Saut avec talons rapprochés en avant et en arrière.

39. Elévation du genou en avant et extension de la jambe (fig. 28).

5. Pour adolescents (jeunes filles).

11

Chaque exercice sera exécuté de six à douze fois. Dans les intervalles, marche avec enjambées modérées.

Exerc.

3. Circumduction de la tête.
4. Rotation du tronc à gauche et à droite (fig. 3).
6. Flexion du tronc latéralement, à gauche et à droite (fig. 5).
15. Déploiement des bras.
13. Balancement des bras latéralement (comp. fig. 7).
14. — — en avant et en arrière (fig. 8).
18. Extension des bras en avant, en arrière, en haut et en bas (fig. 12).

Exerc.

26 *a*. Flexion de la main en haut et en bas (fig. 20).

26 *b*. — — latéralement.

30. Elévation de la jambe en avant (modérément) et en arrière (comp. fig. 22), latéralement (modérément) (fig. 21).

86. Petite flexion du genou (fig. 25).

49 *b*. Saut avec talons rapprochés en avant et en arrière.

42. Flexion du pied.

43. Rotation du pied.

41. Bascule du pied (fig. 30).

12

Chaque exercice sera exécuté de six à douze fois. Dans les intervalles, course avec élévation légère des genoux, sur place et en changeant de place.

Exerc.

44. Circumduction du pied.

33. Circumduction de la jambe.

38 *a*. Flexion alternative des genoux en position de locomotion en avant (fig. 27).

36. Petite flexion des genoux (fig. 25).

49 *b*. Saut avec talons rapprochés latéralement, à droite, à gauche.

61. Balancement du bâton à droite et à gauche (fig. 44).

63. Surélévation du bâton avec un seul bras (fig. 46).

60. Surélévation du bâton avec les deux bras (fig. 43).

64 *a*. Extension latérale des bras en position fléchie en avant (fig. 47).

65. Balancement latéral du bâton avec rotation du tronc (fig. 49).

Exerc.

19. Extension des bras en arrière, en bas (fig. 13, 14).
18. — — en avant, latéralement, en haut et en bas (fig. 12).
57. Flexion des bras avec inclinaison du corps en avant (fig. 38, 39).
5. Flexion du tronc en avant et en arrière (fig. 4).
2 *b*. — de la tête latéralement, à droite et à gauche (fig. 2).
1. Rotation de la tête à droite et à gauche (fig. 1).

6. Pour hommes à l'âge de la maturité.

13

Chaque exercice sera répété de huit à seize fois ; ceux marqués d'un *, autant que possible, avec haltères. Dans les intervalles, marche et course à grandes enjambées.

Exerc.

2 *a*. Flexion de la tête en avant et en arrière.
5. Flexion du tronc en avant et en arrière (fig. 4).
65. Balancement latéral du bâton avec rotation du tronc (fig. 49).
15. Élévaton des bras en avant avec haltères ou bâton (comparez fig. 41).
15. * Déploiement des bras.
20. * Impulsion des bras en avant, en haut, en bas (fig. 15).
25 *b*. * Coups avec les bras en position dorsale.
26 *a*. * Flexion des mains en haut et en bas (fig. 20).

Exerc.

32 *a*. Balancement de la jambe en avant et en arrière (fig. 22).

54. * Bascule des genoux avec extension des bras (fig. 34, 35).

55. Déplacement des haltères (fig. 37).

40. Élévation de la jambe avec projection (fig. 29).

35. Rapprochement des jambes.

62. Abaissement latéral du bâton (fig. 45).

67. Mouvement d'attaque avec bâton tenu en arrière (fig. 51).

42. Flexion du pied en haut et en bas.

14

Chaque exercice sera exécuté de huit à seize fois: ceux marqués d'un *, autant que possible, avec haltères: dans les intervalles, marche raide avec bâton tenu en arrière (*comparez* fig. 50).

Exerc.

2 *b*. Flexion de la tête latéralement, à gauche et à droite (fig. 2).

7. Flexion du tronc en rotation (fig. 6).

14. * Balancement des bras en avant et en arrière (fig. 8).

22. * Coups d'avant-bras en position dorsale avec les deux bras (fig. 17).

22. * Coups d'avant-bras en position dorsale alternativement avec chaque bras (fig. 18).

20. * Impulsion des bras en haut et en bas (fig. 15).

25 *a*. *Coups avec les bras en position radiale.

27. * Circumduction des mains.

32 *b*. Balancement de la jambe en dehors et en dedans (fig. 23).

Exerc.

55. Grand moulinet (fig. 36).
53. Mouvement du faucheur (fig. 32, 33).
39. Élévation du genou en avant et extension du genou (fig. 28).
49 *b*. Saut avec talons rapprochés sur place.
59. Abaissement du bâton en arrière (fig. 44).
61. Balancement du bâton (fig. 44).
41. Bascule du pied (fig. 30).

15

Chaque exercice sera exécuté de huit à seize fois ; ceux marqués d'un *, autant que possible, avec haltères. Dans les intervalles, marche et course ascendantes.

Exerc.

3. Circumduction de la tête.
4. Rotation du tronc avec bras levés en avant (fig. 3).
8. Circumduction du tronc.
11. * Élévation des bras latéralement (fig. 7).
20. * Mouvement du pilon (fig. 16).
17. * Moulinet avec les deux bras (fig. 10. 11).
23. * Coups d'avant-bras en position palmaire (fig. 19).
24. * Coups brusques.
27. * Circumduction des mains.
33. Circumduction de la jambe.
52. Mouvement du scieur de long (fig. 31).
51. Saut avec écart.
57. Flexion des bras avec inclinaison du corps en avant (fig. 38, 39).
63. Surélévation du bâton avec un seul bras (fig. 46).

Exerc.

60. Surélévation du bâton avec les deux bras (fig. 43).
68. Ascension sur le bâton (fig. 52).
69. — — au delà du bâton.
44. Circumduction du pied.

16

Chaque exercice sera exécuté de huit à seize fois; ceux marqués d'un *, autant que possible, avec haltères. Dans les intervalles, marche raide avec bâton en arrière.

Exerc.

41. Bascule du pied (fig. 30).
37. Grande flexion du genou (fig. 26).
39. Élévation du genou en avant et extension de la jambe (fig. 28).
32. Balancement de la jambe sur le dossier d'une chaise.
50. Saut en position de latéralité.
35. Rapprochement des jambes.
55. * Grand moulinet (fig. 36).
5. Flexion du tronc en avant et en arrière (fig. 4).
16. * Circumduction en entonnoir (fig. 9).
14. * Balancement des bras en avant et en arrière (fig. 8).
15. * Déploiement des bras.
20. * Impulsion des bras dans différentes directions.
25 *c*. Coups avec les bras en position palmaire.
26 *a*. * Flexion des mains en haut et en bas (fig. 20).
2 *a*. Flexion de la tête en avant et en arrière.

7. Pour femmes à l'âge de la maturité.

17

Chaque exercice sera exécuté de six à douze fois. Dans les intervalles, marche à grands pas à enjambées modérées.

Exerc.

2 *a*. Flexion de la tête en avant et en arrière.

5. Flexion du tronc en avant et en arrière (fig. 4).

4. Rotation du tronc avec bras tendus en avant (fig. 3).

11. Élévation des bras latéralement (fig. 7).

15. Déploiement des bras.

16. Circumduction en entonnoir en arrière (fig. 9).

16. — — — en avant (fig. 9).

18. Extension des bras en avant, en haut et en bas (fig. 12).

19. Extension des bras en arrière, en bas (fig. 13, 14.)

26 *a*. Flexion de la main en haut et en bas (fig. 20).

30 *b*. Élévation de la jambe en avant et en arrière.

36. Petite flexion du genou (fig. 25).

40. Élévation de la jambe (fig. 29).

41. Bascule du pied.

44. Circumduction du pied.

18

Chaque exercice sera exécuté de six à douze fois. Dans les intervalles, course avec élévation modérée des genoux.

Exc. c.

42. Flexion du pied.

38 *a*. Flexion alternative des genoux en position de locomotion en avant (fig. 27).

33. Circumduction de la jambe.

39. Élévation du genou en avant (modérée) et extension de la jambe (fig. 28).

27. Circumduction des mains.

58 *b*. Élévation du bâton au-dessus de la tête (fig. 41).

61. Balancement du bâton (fig. 44).

63. Surélévation du bâton avec un seul bras (fig. 46).

60. — — avec les deux bras (fig. 43).

64 *a*. Extension latérale des bras en position fléchie en avant (fig. 47).

64 *b*. Extension latérale des bras en position fléchie en arrière (fig. 48).

65. Balancement latéral du bâton avec rotation du tronc (fig. 49).

6. Flexion du tronc latéralement (fig. 5).

3. Circumduction de la tête.

1. Rotation de la tête (fig. 1).

8. Pour vieillards

19

Chaque exercice sera exécuté, avec des mouvements modérés, de cinq à dix fois ; le frottement des mains, de vingt à quarante fois. Dans les intervalles, marche à pas modérément étendus.

Exerc.

1. Rotation de la tête (fig. 1).
5. Flexion du tronc en avant et en arrière (fig. 4).
8. Circumduction du tronc.
11. Élévation des bras latéralement (fig. 7).
13. Balancement des bras latéralement (comp. fig. 7).
16. Circumduction en entonnoir en arrière (fig. 9).
— — en avant —
18. Extension des bras en avant et en bas (fig. 12).
21. Frottement des mains.
29. Écartement des doigts et serrement du poing.
30. Élévation de la jambe en avant et en arrière (comp. fig. 22).
36. Petite flexion du genou (fig. 25).
44. Circumduction du pied.

20

Chaque exercice sera exécuté, avec des mouvements modérés, de cinq à dix fois; le frottement des mains, de vingt à quarante fois. Dans les intervalles, marche avec élévation modérée du genou.

Exerc.

2 *a*. Flexion de la tête en avant et en arrière.

6. Flexion du tronc latéralement, à droite et à gauche (fig. 5).

8. Circumduction du tronc.

12. Élévation du bras en avant.

14. Balancement des bras en avant et en arrière (fig. 8).

15. Déploiement des bras.

18. Extension des bras en haut et en bas (fig. 12).

21. Frottement des mains.

26 *a*. Flexion des mains en haut et en bas (fig. 20).

33. Circumduction de la jambe.

38 *a*. Flexion alternative des genoux en position de locomotion en avant (fig. 27).

41. Bascule du pied (fig. 30).

21

Chaque exercice sera exécuté, avec des mouvements modérés, de cinq à dix fois; le frottement des mains, de vingt à quarante fois. Dans les intervalles, marche avec élévation modérée de la jambe proprement dite.

Exerc.

2 *b*. Flexion de la tête, latéralement, à droite et à gauche (fig. 2).

Exerc.

4. Rotation du tronc (fig. 3).
8. Circumduction du tronc.
17. Moulinet avec un seul bras, à gauche et à droite (Comp. fig. 10).
22. Coups d'avant-bras en position dorsale (fig. 17).
13. Extension des bras en avant, en haut et en bas (fig. 12).
21. Frottement des mains.
27. Circumduction des mains.
32 *a*. Balancement de la jambe en avant et en arrière (fig. 22).
40. Élévation de la jambe proprement dite (fig. 29).
42. Flexion du pied.

CHAPITRE V

LA GYMNASTIQUE DE CHAMBRE CHEZ LES PERSONNES MALADES

Dans un grand nombre d'états morbides chroniques, exempts de toute manifestation inflammatoire et fébrile, les exercices de la gymnastique chez soi peuvent être avantageusement employés, soit pour seconder l'action d'un autre traitement, soit pour obtenir de ce seul emploi l'amélioration ou même la guérison complète de la maladie.

Mais dans tous les cas où l'on se trouve en présence d'un trouble considérable de la santé, d'un état de faiblesse inquiétant, d'une atteinte grave portée au fonctionnement d'un organe important, on doit, avant de s'adresser aux exercices gymnastiques, *consulter un médecin*. C'est à lui à décider quel genre de traitement convient le mieux, si les exercices gymnastiques peuvent être utiles, employés, soit seuls, soit associés à un autre traitement.

Parmi les états morbides, contre lesquels la gymnastique chez soi peut se montrer utile, les principaux sont les suivants :

I. Faiblesse générale, retard dans le développement de l'organisme, anémie et chlorose, défaut de développement du thorax et des organes respiratoires (poitrine faible).

Il s'agit ici avant tout, par une alimentation convenable, par des mouvements respiratoires puissants[1] exécutés dans une atmosphère pure, de préparer un terrain favorable à une saine hématose ; en même temps, à l'aide d'une *douce* stimulation de l'activité musculaire, obtenue au moyen d'exercices faciles, on cherchera à activer les échanges organiques, à améliorer les fonctions respiratoires, à remettre dans son état normal la vie nerveuse, en un mot à rétablir la santé (*Exercices :* page 138).

S'agit-il d'un défaut de développement de la cage thoracique ? On aura alors recours à tous les exercices susceptibles de faire dilater le thorax (élévation des épaules, mouvement des épaules en arrière, élévation et

[1] Voici comment on doit exécuter ces mouvements respiratoires. Debout, les bras étant pendants de chaque côté du corps, ou bien les mains étant appuyées sur les hanches, ou encore les bras étant placés derrière le dos, on dilate lentement, mais complètement, la cavité thoracique à l'aide d'un mouvement d'élévation des côtes, et l'on fait ainsi pénétrer une grande quantité d'air dans les poumons ; on maintient ainsi un moment le thorax dans cet état de dilatation maximum ; puis, lentement et complètement, on laisse les côtes s'abaisser, la cavité thoracique se rétrécir et l'air qui existait dans les poumons s'échapper à l'extérieur aussi entièrement que possible.

Ces mouvements d'inspiration et d'expiration doivent se faire avec lenteur et régularité. On respirera surtout par le nez, la bouche restant fermée ou légèrement entr'ouverte.

balancement des bras, déploiement des bras, circumduction des bras, extension des bras en arrière et en bas, coups d'avant-bras en position dorsale, mouvement du faucheur, flexion des bras avec inclinaison du corps en avant, la plupart des exercices du bâton, etc.). Mais ici encore il est important de remarquer qu'on ne peut vraiment tirer avantage que d'exercices gymnastiques exécutés avec douceur, avec régularité et dont les difficultés n'augmentent que peu à peu. Des efforts excessifs, imposés brusquement à l'organisme, ne pourraient avoir que des conséquences fâcheuses (*Exercices :* page 140).

II. Engorgements dans les organes abdominaux : constipation; engorgements dans le système de la veine porte et hémorroïdes.

La constipation habituelle, de même que les hémorroïdes, qui résultent d'un engorgement des veines abdominales appartenant au système de la veine porte, provoquent fréquemment des troubles dans diverses parties du corps ; tels sont : des mouvements congestifs vers la tête (d'où pesanteur de tête, céphalalgie, vertiges), vers la poitrine (d'où oppression, battements de cœur), et même de troubles nerveux et psychiques, pouvant amener des affections mentales bien caractérisées.

Des exercices gymnastiques exécutés avec énergie et régularité peuvent, dans tous ces états morbides, produire d'excellents effets et déterminer souvent par eux-mêmes une guérison complète.

Parmi les exercices qui peuvent alors être employés avec avantage, nous citerons : la rotation du tronc, le mouvement du pilon, l'écartement, le balancement et la circumduction des jambes, l'élévation du genou, la marche ascendante et la marche à grands pas, la course ascendante et à grands pas, les exercices du saut, l'ascension sur le bâton et au delà du bâton, le mouvement du scieur de long, le grand moulinet et enfin le déplacement des haltères, tous exercices qui mettent en activité les muscles de l'abdomen, qui compriment et font mouvoir les organes de la cavité abdominale (*Exercices :* page 141).

III. Polysarcie, pléthore et mouvements congestifs vers la tête et la poitrine.

Ces états se trouvent souvent réunis chez les personnes d'un âge moyen, menant une vie tranquille et assurée, se nourrissant bien et ne s'adonnant, pour troubler le moins possible ce bien-être, qu'à des exercices insuffisants. La graisse s'accumule dans tout le corps, le cœur lui-même en est souvent enveloppé, et l'on peut même en quelques points observer une dégénérescence graisseuse du muscle cardiaque. Comme conséquences de cet état on voit se produire de la dyspnée et des battements du cœur à chaque mouvement trop vif, et les dangers d'une paralysie cardiaque ou d'une attaque d'apoplexie sont toujours là menaçants.

Quand l'*obésité* n'est pas encore assez avancée pour altérer l'état du cœur et en compromettre le fonctionnement, quand la dyspnée et les congestions vers la tête et la poitrine ne se produisent *pas encore facilement*, on recommandera, en même temps qu'une alimentation modérée, dans laquelle les substances grasses entreront le moins possible, les bains froids et des exercices vifs et réguliers, capables d'activer énergiquement les combustions organiques. On conseillera donc l'usage de la gymnastique chez soi sous ses formes les plus entraînantes, par exemple le balancement des bras en avant et en arrière, l'impulsion des bras, les coups brusques avec les bras, l'écartement et le balancement des jambes, les exercices du saut, la course ascendante et à grandes emjambées, les mouvements du scieur de long et du faucheur ainsi que le grand moulinet *(Exercices :* page 143).

Dans ces cas conviennent encore parfaitement les longues promenades et l'ascension des montagnes.

Mais lorsque les *mouvements congestifs vers la poitrine et vers la tête*, lorsque les accès de vertige se produisent facilement, il faudra se borner à des exercices plus doux, capables simplement de déterminer une action dérivative du sang qui tend à se porter vers les parties supérieures; tels sont les exercices suivants : élévation et balancement de la jambe lentement exécutés, circumduction de la jambe, rapprochement des jambes, élévation du genou et extension de la jambe, élévation de la jambe proprement dite, petite flexion et flexion alternative des genoux, marche ascendante et à pas allongés; flexion, bascule, rotation, circumduction des pieds, frottement des mains *(Exercices :* page 146.)

L'ascension forcée des montagnes ne doit pas être conseillée dans ces cas, parce que la limite des efforts à faire ne peut pas alors être exactement déterminée et qu'elle peut facilement être dépassée, au grand préjudice du malade.

IV. Asthme, dyspnée, respiration courte.

Ces manifestations morbides peuvent être indépendantes de toute altération organique appréciable, elles peuvent être de simples troubles nerveux ; mais elles peuvent aussi être sous la dépendance de maladies des poumons (catarrhe et emphysème) ou du cœur (altérations valvulaires).

Elles pourront en tout cas être avantageusement traitées au moyen des exercices physiques, lesquels ont pour effet de fortifier les muscles respiratoires et d'améliorer l'état de la respiration. Mais il est important de remarquer que, toutes les fois que ces troubles respiratoires dépendront d'une affection cardiaque, on ne devra permettre que des exercices tranquilles, incapables d'exciter trop fortement le fonctionnement du cœur (*Exercices* : page 146).

V. Anomalies des formes extérieures du corps.

Un grand nombre de ces anomalies doivent être attribuées à de mauvaises habitudes, qui se sont développées dès l'enfance par suite de la répétition régulière de certains mouvements ou consécutivement à un état de faiblesse de certains organes, particulièrement de certains groupes musculaires.

Dans les cas de ce genre, des exercices gymnastiques rationnellement choisis pourront être employés avec avantage.

Voussure du dos. — C'est une des anomalies les plus fréquemment observées dans le jeune âge ; elle consiste dans une inflexion des vertèbres dorsales et cervicales, inflexion qui a pour conséquence de resserrer la cage thoracique et de gêner la respiration.

On lui opposera avec avantage l'usage des exercices qui ont pour effet de fortifier les muscles des épaules et du dos et de faire dilater le thorax ; tels sont : la flexion de la tête et du tronc en arrière, les mouvements des épaules en arrière, le déploiement des bras, les coups d'avant-bras en position dorsale, l'élévation et le balancement des bras latéralement, le balancement des bras en avant et en arrière, la circumduction en entonnoir et le moulinet, l'extension des bras en arrière et en bas, la marche et l'attaque avec bâton tenu en arrière et enfin les exercices d'inclinaison du corps (*Exercices :* page 147).

Torticolis. — On l'observe fréquemment chez les enfants et chez les adultes. Il peut être produit par une déviation latérale de la colonne vertébrale; mais il peut aussi être simplement la conséquence d'une mauvaise habitude.

On pourra en tout cas y remédier au moyen de flexions de la tête, exécutées seulement du côté opposé à celui de la déviation.

Déviation des pieds en dedans. — Aux enfants qui, dans la station debout, pendant la marche et la course, tournent les pieds en dedans, on fera tourner fortement les pieds *en dehors*, et, dans cette position, on leur fera exécuter divers exercices (exercices de la tête, du tronc, des bras et des jambes, particulièrement station sur les orteils, flexion des genoux, marche et course).

Déviation latérale de la colonne vertébrale. — Ces déviations (scolioses) peuvent se produire chez les nourrissons, que l'on porte toujours du *même côté*, sur le même bras. Les gardeuses ayant de la tendance à porter les enfants sur le bras gauche, ceux-ci, en s'appuyant sur elles, inclinent vers la droite leur colonne vertébrale; il en résulte une déviation du rachis avec convexité à gauche.

Pour prévenir la production de ce genre de déviation, il suffit évidemment de faire porter les enfants alternativement sur le bras gauche et sur le bras droit et de les habituer, autant que possible, à se servir également des deux mains pour saisir les objets.

Le plus souvent les déviations latérales de la colonne vertébrale se produisent chez les écoliers et résultent de leur manière vicieuse de s'asseoir devant la table sur laquelle ils écrivent; et la faute en est souvent à la mauvaise disposition de la table et du siège[1]. Pour que l'enfant soit commodément assis, voici quelles sont les conditions qu'il faut observer : les pieds doivent trouver un appui sur le sol ou sur un tabouret; la surface du siège doit être assez élevée au-dessus du sol ou du tabouret pour que les cuisses de l'enfant aient une direction horizontale; la distance verticale, qui sépare le plan de la table de la surface du siège[2], doit être assez grande pour que les avant-bras de l'enfant, assis le corps dressé, puissent être placés sur la table, sans que l'enfant ait besoin de se courber en avant ou de lever les bras. Il est encore nécessaire que le plan de la table soit à quelques centimètres au-dessus et en avant du bord antérieur de la surface du siège[2]. L'enfant doit être assis devant la table de telle façon que la surface de la poitrine soit parallèle avec le bord de la table et que ses deux avant-bras reposent entièrement. Le dos de l'enfant sera soutenu, à la partie inférieure (au niveau des reins), au moyen d'un dossier ou

[1] Voyez Collineau, *l'Hygiène à l'école*, Paris, 1889.

[2] Voyez Esmarch, *Zur Belehrung über das Sitzen der Schulkinder*, Kiel, 1884.

d'un coussin. Jamais l'enfant ne sera assis obliquement (ce qui n'est que trop fréquent), ayant habituellement le côté droit tourné vers la table, et le bras droit seul appuyé.

Les positions vicieuses que prennent les enfants assis à l'école donnent naissance à une forme de scoliose très

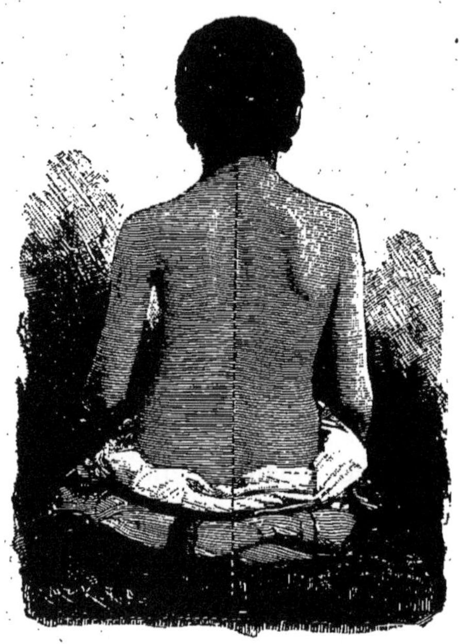

FIG. 53. — Déviation latérale de la colonne vertébrale.

fréquente, dans laquelle la convexité de l'incurvation, siégeant à la partie dorsale de la colonne vertébrale, est dirigée vers la droite, ainsi que le montre la figure 53. L'incurvation de la colonne vertébrale est ici combinée avec une torsion de l'axe du rachis. Cette torsion a pour résultat de déterminer une voussure des côtes du côté droit et une élévation de l'omoplate droite, en même temps qu'un affaissement du côté gauche du dos et un abaissement de l'omoplate gauche (fig. 53). On observe souvent, dans ces cas, en même temps que cette déviation de la partie supérieure de la colonne vertébrale à droite, une incurvation moins accentuée siégeant à la partie inférieure du rachis, et dans laquelle la convexité est dirigée vers la

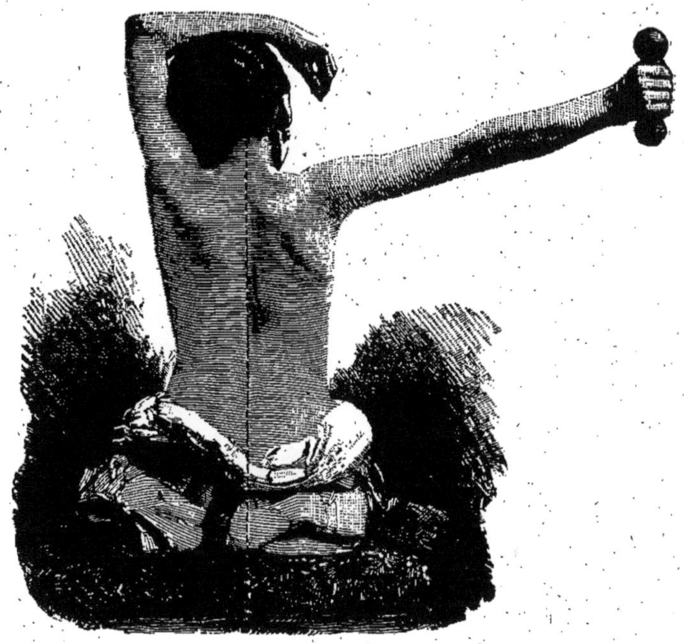

FIG. 54. — Exercice pour corriger la déviation de la colonne vertébrale.

gauche. Tant que cette déviation latérale de la colonne vertébrale est encore à sa première période, ce que l'on peut reconnaître à ce que l'enfant, à l'aide des indications de quelqu'un, peut lui-même se redresser, il est possible d'y remédier au moyen des exercices de la gymnastique chez soi.

En donnant au corps des positions rationnellement choisies, en lui faisant exécuter certains mouvements, on peut, dans les cas de ce genre, non seulement faire disparaître momentanément la difformité, ainsi que le représente la figure 54, mais encore déterminer une amélioration persistante et même enfin une guérison.

Le traitement de cette déviation latérale de la partie supérieure du rachis pourra être considérablement secondé

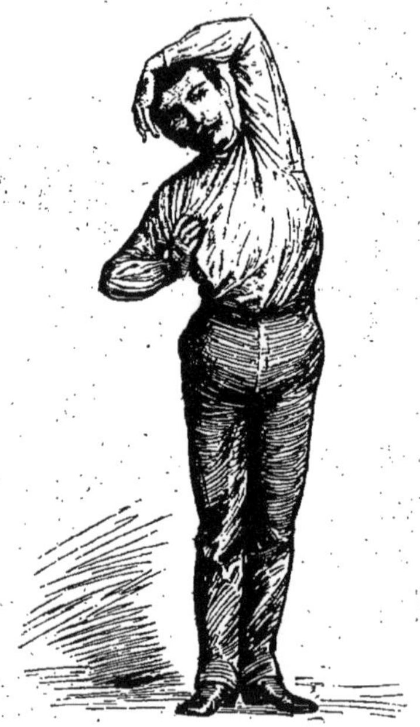

FIG. 55. — Mouvements respiratoires pour corriger la déviation de la colonne vertébrale.

à l'aide de mouvements respiratoires profonds exécutés d'un seul côté; la figure 55 représente la manière dont s'exécutent ces mouvements respiratoires : Le malade appuie avec force contre les côtes droites la main du même côté, c'est-à-dire celle qui correspond au côté vers lequel est dirigée la convexité de la déviation; il fléchit en même temps un peu le tronc vers le même côté, place au-dessus de la tête l'avant-bras du côté opposé, et exécute alors un mouvement d'inspiration lent et profond. Il fait ainsi dilater la moitié de la poitrine qui est le siège d'un affaissement, et il force les côtes correspondantes de s'élever peu à peu en augmentant leur voussure (*Exercices*, pages 148-150).

Faiblesse musculaire et paralysies commençantes. — L'emploi de la gymnastique est ici très rationnel. On choisira les exercices qui mettent en jeu les parties musculaires faibles, et ces exercices seront d'abord modérés, en rapport avec l'état des muscles affectés ; puis peu à peu on en augmentera l'intensité, à mesure que s'accroîtra la force de ces muscles. Tout effort excessif serait ici nuisible et pourrait souvent détruire les résultats avantageux obtenus péniblement par les exercices antérieurs.

Spasmes choréiques et crampe des écrivains. — Les exercices de la gymnastique chez soi peuvent aussi être employés avantageusement dans le traitement d'un grand nombre de troubles spasmodiques, tels que la danse de Saint-Guy et la crampe des écrivains.

Dans la *danse de Saint-Guy*, il s'agit, au moyen de mouvements tranquilles, bien maîtrisés, au moyen d'exercices de balancement, dans lesquels le corps se maintient, autant que possible, en équilibre, de faire en sorte que la volonté reprenne peu à peu sa domination sur le système musculaire. La lente élévation et le lent abaissement des bras ainsi que des jambes, la lente circumduction des mains, les exercices des doigts, la flexion des pieds, la rotation des pieds, la station sur les orteils et la station sur la plante des pieds, lentement alternées (surtout avec un coussin sur la tête); la flexion, la rotation et la circumduction, lentement exécutées, des genoux, de la tête ; tels sont les mouvements qui doivent être, dans ces cas, employés de préférence.

Dans le traitement de la *crampe des écrivains*, on

exercera les muscles de l'avant-bras, qui ont pour fonction de faire mouvoir la main : flexion et extension lentes de la main, lente circumduction de la main ; flexion et extension des doigts, exécutées lentement, mais avec énergie, serrement du poing et écartement des doigts.

Les personnes affectées de *hernies* devront n'exécuter qu'avec prudence les exercices de la gymnastique, et devront, pendant cette exécution, porter un bon bandage, qui s'oppose à la sortie de la hernie. Dans le cas où, par suite de mouvements trop vifs, le bandage viendrait à se déplacer, il faudrait immédiatement le remettre en place.

CHAPITRE VI

EXEMPLES D'EXERCICES DE CHAMBRE A L'USAGE DES PERSONNES MALADES

1. Ces exercices seront exécutés *chaque jour*.

2. Ils le seront *exactement* d'après les prescriptions données dans le chapitre second et en tenant compte des positions et des mouvements indiqués par les figures. Les exercices marqués comme devant être exécutés avec tel bras ou telle jambe devront, sauf ceux employés dans le traitement des déviations latérales de la colonne vertébrale, être exécutés alternativement avec le bras et la jambe du *côté gauche* et du *côté droit*.

3, A la fin de chaque mouvement appartenant à la même forme d'exercices, l'exécutant fera une *pause*, pendant laquelle il respirera paisiblement et profondément.

4. Quant aux vêtements dont l'exécutant devra se servir de préférence, nous en avons déjà parlé à la page 24.

1. Faiblesse générale, anémie, chlorose

22

Chaque exercice sera exécuté quatre à dix fois. Dans les intervalles, marche ordinaire.

Exerc.

2 *a*. Flexion de la tête en avant et en arrière.
1. Rotation de la tête à gauche et à droite (fig. 1).
6. Flexion du tronc latéralement, à gauche et à droite (fig. 5).
4. Rotation du tronc à gauche et à droite (fig. 3).
10. Mouvements des épaules en avant et en arrière.
11. Elévation des bras latéralement (fig. 7).
16. Circumduction en entonnoir (fig. 9).
18. Extension des bras en avant, en haut, en bas (fig. 12).
19. Extension des bras en arrière, en bas (fig. 13, 14).
23. Coups d'avant-bras en position palmaire.
27. Circumduction de la main.
30 *b*. Elévation de la jambe en avant et en arrière (Comp. fig. 22).
33. Circumduction de la jambe.
36. Petite flexion des genoux (fig. 25).
40. Elévation de la jambe proprement dite (fig. 29).
41. Station sur les orteils et sur la plante des pieds alternativement (fig. 30).

23

Chaque exercice sera exécuté de quatre à dix fois. Dans les intervalles, marche avec bâton tenu en arrière.

Exerc.

1. Rotation de la tête à gauche et à droite (fig. 1).

2 *b*. Flexion de la tête latéralement, à gauche et à droite (fig. 2).

4. Rotation du tronc avec bras tendus en avant (fig. 3).

5. Flexion du tronc en avant et en arrière (fig. 4).

58 *a*. Elévation du bâton en position horizontale.

58 *b*. — — au-dessus de la tête (fig. 41).

62. Abaissement du bâton latéralement (fig. 45).

59 *a*. Abaissement du bâton en arrière jusqu'à flexion des bras (fig. 42 *ab*).

64 *a*. Extension latérale des bras en position fléchie en avant (fig. 47).

26. Flexion et extension des mains (fig. 20).

30 *c*. Elévation de la jambe obliquement en avant et en arrière.

36. Petite flexion des genoux (fig 25) avec élévation et abaissement des bras.

49. Saut avec talons rapprochés.

38 *a*. Flexion alternative des genoux en position de locomotion en avant (fig. 27).

41. Bascule du pied (fig. 30).

2. *Défaut de développement des organes respiratoires (poitrine faible)*

24

Chaque exercice sera exécuté de quatre à dix fois. Dans les intervalles, marche avec bâton tenu en arrière.

Exerc.

2 *a*. Flexion de la tête en arrière.
5. Flexion du tronc en arrière (fig. 4).
9. Elévation des épaules.
11. Elévation des bras latéralement (fig. 7).
16. Circumduction en entonnoir (fig. 9).
15. Déploiement des bras.
18. Extension des bras en haut et en bas (fig. 12).
19. Extension des bras en arrière, en bas (fig. 13, 14).
60. Surélévation du bâton avec les deux bras (fig. 43).
62. Abaissement du bâton latéralement à droite et à gauche (fig. 45).
36. Petite flexion des genoux (fig. 25) avec bras élevés latéralement.
41. Bascule du pied (fig. 30).

25

Chaque exercice sera exécuté de quatre à dix fois. Dans les intervalles, marche avec bâton tenu en arrière.

Exerc.

3. Circumduction de la tête.
6. Flexion du tronc latéralement, à droite et à gauche (fig. 5).

Exerc.

10. Mouvement des épaules en avant et en arrière.
13. Balancement des bras latéralement (Comp. fig. 7).
17. Moulinet avec les deux bras (lentement) (fig. 10).
22. Coup d'avant-bras en position dorsale (impulsion modérée) (fig. 17).
58 *b*. Elévation du bâton au-dessus de la tête (fig. 41).
59. Abaissement du bâton en arrière (fig. 42).
63. Surélévation du bâton avec un seul bras, à gauche, à droite (fig. 46).
64 *b*. Extension latérale des bras en position fléchie en arrière (fig. 48).
57. Inclinaison du corps et flexion des bras (fig. 38, 39).
36. Petite flexion des genoux (fig. 25) avec bras tendus en haut.
41. Bascule des pieds (coussin sur la tête) (fig. 30).

3. Engorgements dans les organes abdominaux (constipation, hémorroïdes, etc.)

A. Pour Hommes

26

Chaque exercice sera exécuté de huit à seize fois. Dans les intervalles, marche ascendante et marche à grands pas.

Exerc.

5. Flexion du tronc en avant et en arrière (fig. 4).
4. Rotation du tronc (fig. 3).
8. Circumduction du tronc.
14. Balancement des bras en avant et en arrière (fig. 8).

Exerc.

20. Mouvement du pilon (fig. 16).
54. Bascule des genoux avec extension des bras (fig. 34, 35).
32 *b*. Balancement de la jambe en dehors et en dedans (fig. 23).
50. Saut en position de latéralité.
35. Rapprochement des jambes.
56. Déplacement des haltères (fig. 37).
39. Elévation du genou en avant et extension de la jambe. (fig. 28).

27

Chaque exercice sera exécuté de huit à seize fois. Dans les intervalles, marche et course ascendantes.

Exerc.

7. Flexion du tronc en avant et en arrière en rotation (fig. 6).
53. Mouvement du faucheur (fig. 32, 33).
8. Circumduction du tronc.
20. Impulsion des bras en haut, en bas (fig. 15).
52. Mouvement du scieur de long (fig. 31).
37. Grande flexion du genou (fig. 26).
32 *a*, Balancement de la jambe en avant et en arrière (fig. 22).
51. Saut avec écart.
55. Grand moulinet (fig. 36).
69. Ascension au delà du bâton (Comp. fig. 52).

B. Pour Femmes

28

Chaque exercice sera exécuté de six à douze fois. Dans les intervalles, course sur place et en changeant de place.

Exerc.
5. Flexion du tronc en avant et en arrière (fig. 4).
6. Flexion du tronc latéralement (fig. 5).
36. Bascule des genoux (fig. 25).
14. Balancement des bras en avant et en arrière (fig. 8).
4. Rotation du tronc (fig. 3).
15. Déploiement des bras avec impulsion.
52. Mouvement du scieur de long en position fondamentale (fig. 31).
8. Circumduction du tronc.
18. Extension des bras en haut et en bas (fig. 12).
53. Mouvement du faucheur (fig. 32, 33).
49. Saut avec talons rapprochés.
41. Bascule du pied (fig. 30).

4. Obésité

A. Pour Hommes

29

Chaque exercice sera exécuté de six à vingt fois ; ceux marqués d'un * le seront aussi avec haltères. Dans les intervalles, marche et course à grandes enjambées.

Exerc.
5. Flexion du tronc en avant et en arrière (fig. 4).
8. Circumduction du tronc.

Exerc.

14. * Balancement des bras en avant et en arrière (fig. 8).
52. * Mouvement du scieur de long (fig. 31).
24. * Coups brusques.
32 *a* Balancement de la jambe en avant et en arrière (fig. 22).
22. Coups d'avant-bras en position dorsale (fig. 17).
37. Grande flexion du genou (fig. 26).
35. Rapprochement des jambes.
55. * Grand moulinet (fig. 36).
49. Saut avec talons rapprochés.
53. Mouvement du faucheur (fig. 32, 33).
38 *b*. Flexion alternative des genoux en position de latéralité.

30

Chaque exercice sera exécuté six à vingt fois; ceux marqués d'un * le seront aussi avec haltères. Dans les intervalles, marche et course ascendantes.

Exerc.

7. Flexion du tronc en rotation (fig. 6).
8. Circumduction du tronc.
53. Mouvement du faucheur (fig. 32, 33).
20. * Impulsion des bras (fig. 15).
25. * Coups avec les bras.
32 *b*. Balancement de la jambe en dehors et en dedans (fig. 23).
54. * Bascule des genoux avec extension des bras (fig. 34, 35).

Exerc.
51. Saut avec écart.
56. Déplacement des haltères (fig. 37).
17. * Moulinet avec les deux bras (fig. 10, 11).
52. * Mouvement du scieur de long (fig. 31).
38 *a*. Flexion alternative des genoux en position de locomotion en avant (fig. 27).

B. Pour Femmes

31

Chaque exercice sera exécuté de six à seize fois. Dans les intervalles, marche à pas modérément grands et course.

Exerc.
5. Flexion du tronc en avant et en arrière (fig. 4).
8. Circumduction du tronc.
14. Balancement des bras en avant et en arrière (fig. 8).
53. Mouvement du faucheur (fig. 32, 33).
36. Bascule des genoux (fig. 25).
52. Mouvement du scieur de long en position fondamentale (fig. 31).
18. Extension des bras en haut et en bas (fig. 12).
17. Moulinet avec les deux bras (fig. 10).
8. Circumduction du tronc.
24. Coups brusques.
38 *a*. Flexion alternative des genoux en position de locomotion en avant (fig. 27).
41. Bascule du pied (fig. 30).

5. Mouvements congestifs vers la tête et la poitrine

32

Chaque exercice sera exécuté de huit à vingt fois ; le frottement des mains, de vingt à quarante fois. Dans les intervalles, marche à pas modérément grands.

Exerc.

21. Frottement des mains.
30 *b*. Elévation de la jambe en avant et en arrière. (Comp. fig. 22).
33. Circumduction de la jambe (lentement).
40. Elévation de la jambe proprement dite (fig. 29).
24. Coups brusques.
36. Bascule des genoux (fig. 25).
34. Rotation des jambes (fig. 24).
26. Flexion et extension des mains (fig. 20).
44. Circumduction du pied.
39. Elévation du genou en avant et extension de la jambe (modérément chez la femme) (fig. 28).
27. Circumduction des mains.
21. Frottement des mains.

6. Troubles respiratoires

33

Chaque exercice sera exécuté de six à seize fois. Dans les intervalles, marche raide avec bâton tenu en arrière.

Exerc.

9. Elévation et abaissement des épaules.
11. Elévation des bras latéralement (fig. 7).

Exerc.

15. Déploiement des bras.
17. Moulinet avec les deux bras (fig. 10).
19. Extension des bras en arrière, en bas (fig. 13, 14).
67. Mouvement d'attaque avec bâton tenu en arrière (fig. 51).
58 *b*. Elévation du bâton au-dessus de la tête (fig. 41).
59. Abaissement du bâton en arrière (fig. 42).
64 *b*. Extension latérale des bras en position fléchie en arrière (fig. 48).
63. Surélévation du bâton avec un seul bras, à gauche, à droite (fig. 46).
57. Inclinaison du corps en avant et flexion des bras (fig. 38, 39).
10. Mouvements des épaules en avant et en arrière.

7. Voussure du dos

34

Chaque exercice sera exécuté de six à seize fois. Dans les intervalles, marche raide avec bâton tenu en arrière.

Exerc.

2 *a*. Flexion de la tête en arrière.
10. Mouvement des épaules en arrière.
19. Extension des bras en arrière, en bas (fig. 13, 14).
5. Flexion du tronc en arrière (fig. 4).
15. Déploiement des bras.
22. Coups d'avant-bras en position dorsale (fig, 17).
14. Balancement des bras en avant et en arrière (fig. 8)

Exerc.

41. Station sur les orteils avec un coussin sur la tête (fig. 30).
36. Petite flexion des genoux (fig. 25) avec un coussin sur la tête.
17. Moulinet avec les deux bras (fig. 10).
59. Abaissement du bâton en arrière (fig. 42).
64 *b*. Extension latérale des bras avec position fléchie en arrière (fig. 48).
67. Mouvement d'attaque avec bâton tenu en arrière (fig. 51).
60. Surélévation du bâton avec les deux bras (fig. 43).

8. Déviation latérale de la colonne vertébrale

(LA PARTIE DORSALE DU RACHIS FORMANT UNE INCURVATION DONT LA CONVEXITÉ EST DIRIGÉE A DROITE) [1]

Dans les intervalles qui séparent les divers exercices, l'exécutant prendra la position représentée par la fig. 54, page 133 (le bras gauche fléchi au-dessus de la tête ; le bras droit, chargé d'un haltère ou tout autre poids du même genre, levé latéralement), et, en même temps, il fera des mouvements respiratoires unilatéraux profonds. Pour l'exécution de ces mouvements respiratoires, le bras gauche est aussi fléchi au-dessus de la tête, la main droite est fortement appuyée contre le côté de la poitrine. Comp. fig. 55, page 134.

[1] Si la convexité est dirigée vers la GAUCHE, les mouvements seront exécutés dans une direction opposée à celle qu'indiquent les exercices des groupes 35 et 36.

35

Chaque exercice sera exécuté de dix à vingt fois.

Exerc.

11. Elévation des bras latéralement (lentement) (fig. 7).
9. Elévation de l'épaule gauche.
5. Flexion du tronc en arrière (fig. 4) avec bras très élevés.
6. Flexion du tronc à droite latéralement, avec bras gauche fléchi au-dessus de la tête. Comp. (fig. 5 et 54).
10. Mouvements des épaules en avant et en arrière.
16. Circumduction en entonnoir (fig. 9).
19. Extension des bras en arrière et en bas (fig. 13, 14).
36. Petite flexion des genoux (fig. 25) avec bras levés latéralement.
22. Coups d'avant-bras en position dorsale (fig. 17) ([1]).
17. Moulinet avec le bras gauche. (Comp. fig. 10).
41. Station sur les orteils avec un coussin sur la tête (fig. 30).

36

Chaque exercice sera exécuté de dix à vingt fois.

Exerc.

15. Déploiement des bras.
19. Extension des bras en arrière en bas (fig. 13, 14).

[1] *Plus énergiquement avec le bras droit* qu'avec le bras gauche.

23. Coups d'avant-bras en position palmaire (fig. 19) ([1]).

6. Flexion du tronc à droite latéralement avec le bras gauche fléchi au-dessus de la tête. (Comp. fig. 5 et 54).

59 *a*. Abaissement du bâton en arrière jusqu'à flexion des bras (fig. 42 ab.).

64 *b*. Extension latérale du bras droit en position fléchie en arrière (fig. 48).

63. Surélévation du bâton avec le bras gauche (fig. 46).

61. Balancement du bâton à gauche (fig. 44).

62. Abaissement latéral du bâton vers le côté droit (fig. 45).

65. Balancement latéral du bâton avec rotation du tronc (fig. 49) (seulement vers le côté droit).

36. Petite flexion du genou avec bâton tenu en arrière. Comp. (fig. 25 et 51).

41. Station sur les orteils avec un coussin sur la tête (fig. 30).

[1] *Plus énergiquement avec le bras droit qu'avec le bras gauche.*

FIN

TABLE DES MATIÈRES

FIN DE LA TABLE DES MATIÈRES

Lyon. — Imp. Pitrat aîné, **A. Rey** successeur, 4, rue Gentil. — 3194

Lyon. — Imp. PITRAT AINÉ, A. Rey successeur, 4, rue Gentil. — 3194

BIBLIOTHEQUE NATIONALE DE FRANCE
3 7531 00962798 6

www.ingramcontent.com/pod-product-compliance
Ingram Content Group UK Ltd.
Pitfield, Milton Keynes, MK11 3LW, UK
UKHW020334230726
13925UKWH00002B/786